全国高等职业院校临床医学专业第二轮教材

U0746347

医学心理学

（供临床医学、口腔医学专业用）

主　编　贺　斌

副主编　代景华　陈立花

编　者　（以姓氏笔画为序）

代景华（河北中医学院）

杨　珺（福建生物工程职业技术学院）

李　阳（惠州卫生职业技术学院）

陈立花（邢台医学高等专科学校）

钟兴泉（重庆三峡医药高等专科学校）

贺　斌（漯河医学高等专科学校）

潘　博（漯河医学高等专科学校）

中国健康传媒集团

中国医药科技出版社

内 容 提 要

　　本教材为"全国高等职业院校临床医学专业第二轮教材"之一，系根据本套教材的编写指导思想和原则要求，结合专业培养目标和本课程教学目标、任务要求编写而成。全书共十章内容：绪论、医学心理学的心理学基础、心理发展与心理健康、心理应激、异常心理、心身疾病、心理评估、患者心理、医患关系、心理干预。本教材为书网融合教材，即纸质教材有机融合电子教材、教学配套资源（PPT、微课、视频、图片等）、题库系统、数字化教学服务（在线教学、在线作业、在线考试）。

　　本教材可供全国高等职业院校临床医学、口腔医学专业师生使用，也可作为临床医务工作者的学习用书。

图书在版编目（CIP）数据

医学心理学/贺斌主编 . —北京：中国医药科技出版社，2022. 11（2025. 1 重印）

全国高等职业院校临床医学专业第二轮教材

ISBN 978 – 7 – 5214 – 3471 – 2

Ⅰ. ①医…　Ⅱ. ①贺…　Ⅲ. ①医学心理学 – 高等职业教育 – 教材　Ⅳ. ①R395. 1

中国版本图书馆 CIP 数据核字（2022）第 197617 号

美术编辑　陈君杞

版式设计　友全图文

出版　**中国健康传媒集团** ｜ 中国医药科技出版社

地址　北京市海淀区文慧园北路甲 22 号

邮编　100082

电话　发行：010 – 62227427　邮购：010 – 62236938

网址　www. cmstp. com

规格　889 × 1194mm $\frac{1}{16}$

印张　9 $\frac{1}{4}$

字数　249 千字

版次　2022 年 11 月第 1 版

印次　2025 年 1 月第 2 次印刷

印刷　北京金康利印刷有限公司

经销　全国各地新华书店

书号　ISBN 978 – 7 – 5214 – 3471 – 2

定价　**39. 00 元**

获取新书信息、投稿、为图书纠错，请扫码联系我们。

为贯彻落实《国家职业教育改革实施方案》《职业教育提质培优行动计划（2020—2023年）》《关于推动现代职业教育高质量发展的意见》等有关文件精神，不断推动职业教育教学改革，对标国家健康战略、对接医药市场需求、服务健康产业转型升级，支撑高质量现代职业教育体系发展的需要，中国医药科技出版社在教育部、国家药品监督管理局的领导下，在本套教材建设指导委员会主任委员厦门医学院王斌教授，以及长春医学高等专科学校、江苏医药职业学院、江苏护理职业学院、益阳医学高等专科学校、山东医学高等专科学校、遵义医学高等专科学校、长沙卫生职业学院、重庆医药高等专科学校、重庆三峡医药高等专科学校、漯河医学高等专科学校、辽宁医药职业学院、承德护理职业学院、楚雄医药高等专科学校等副主任委员单位的指导和顶层设计下，通过走访主要院校对2018年出版的"全国高职高专院校临床医学专业'十三五'规划教材"进行了广泛征求意见，有针对性地制定了第二版教材的出版方案，旨在赋予再版教材以下特点。

1. 强化课程思政，体现立德树人

坚决把立德树人贯穿、落实到教材建设全过程的各方面、各环节。教材编写应将价值塑造、知识传授和能力培养三者融为一体，在教材专业内容中渗透我国医疗卫生事业人才培养需要的有温度、有情怀的职业素养要求，着重体现加强救死扶伤的道术、心中有爱的仁术、知识扎实的学术、本领过硬的技术、方法科学的艺术的教育，为人民培养医德高尚、医术精湛的健康守护者。

2. 体现职教精神，突出必需够用

教材编写坚持现代职教改革方向，体现高职教育特点，根据《高等职业学校专业教学标准》《职业教育专业目录（2021）》要求，以人才培养目标为依据，以岗位需求为导向，进一步优化精简内容，落实必需够用原则，以培养满足岗位需求、教学需求和社会需求的高素质技能型人才准确定位教材。

3. 坚持工学结合，注重德技并修

本套教材融入行业人员参与编写，强化以岗位需求为导向的理实教学，注重理论知识与岗位需求相结合，对接职业标准和岗位要求。在教材正文适当插入临床案例，起到边读边想、边读边悟、边读边练，做到理论与临床相关岗位相结合，强化培养学生临床思维能力和操作能力。

4. 体现行业发展，更新教材内容

教材建设要根据行业发展要求调整结构、更新内容。构建教材内容应紧密结合当前临床实际要求，注重吸收临床新技术、新方法、新材料，体现教材的先进性。体现临床程序贯穿于教学的全过程，培养学生的整体临床意识；体现国家相关执业资格考试的有关新精神、新动向和新要求；满足以学生为中心而开展的各种教学方法的需要，充分发挥学生的主观能动性。

5. 建设立体教材，丰富教学资源

依托"医药大学堂"在线学习平台搭建与教材配套的数字化资源（数字教材、教学课件、图片、视频、动画及练习题等），丰富多样化、立体化教学资源，并提升教学手段，促进师生互动，满足教学管理需要，为提高教育教学水平和质量提供支撑。

本套教材凝聚了全国高等职业院校教育工作者的集体智慧，体现了凝心聚力、精益求精的工作作风，谨此向有关单位和个人致以衷心的感谢！

尽管所有参与者尽心竭力、字斟句酌，教材仍然有进一步提升的空间，敬请广大师生提出宝贵意见，以便不断修订完善！

数字化教材编委会

主　编　贺　斌　潘　博
副主编　陈立花　代景华
编　者　（以姓氏笔画为序）

代景华（河北中医学院）

杨　珺（福建生物工程职业技术学院）

李　阳（惠州卫生职业技术学院）

陈立花（邢台医学高等专科学校）

钟兴泉（重庆三峡医药高等专科学校）

贺　斌（漯河医学高等专科学校）

潘　博（漯河医学高等专科学校）

前言 PREFACE

近年来，随着医学心理学教育越来越受到人们的关注和重视，各类医学心理学教材层出不穷。大多教材信息量大、内容较深，而高职高专院校授课时数较少，因此针对性不强，给高职高专教师授课、学生学习造成一定困难。为了适应当前人才培养的需要，把医学心理学的科学原理应用到"健康中国战略"的具体实践，为基层培养应用型、技能型全科医药卫生人才，加快推进健康中国建设，我们组织编写了《医学心理学》教材。

本教材的主要内容包括绪论、医学心理学的心理学基础、心理发展与心理健康、心理应激、异常心理、心身疾病、心理评估、患者心理、医患关系、心理干预。主要特点是以培养高职高专医学生的基本能力和核心素养为本位，以经典案例为切入点，根据基层医疗工作岗位任务及工作过程对医学生在认知、技能和情感态度方面的实际需要，理论要素的选取以必需、够用为度，重在培养医学生的专业岗位技能，突出任务驱动和项目导向，体现内容创新与医教协同，结合医学生的认知结构，精心设计案例版的教材架构，旨在体现精准医学、人文素养和创新思维培养理念，增加医学生可持续发展所必需的知识技能，同时兼顾相关执业考试的需要。每章设置"学习目标"模块，提出本章需重点把握的知识点和需要掌握的技能；"情景导入"模块，列举临床或实际工作案例，提高学生分析、解决实际问题的能力；"素质提升"模块，积极引导学生树立正确的国家观、民族观；"本章小结"模块，帮助学生归纳重点、难点；"目标检测"模块，帮助学生在练习中强化知识点。本教材在编写过程中遵循"基础理论+应用能力+综合素质"共同提升的编写原则，以高职高专医学生的认知状况为设计基点，将医学心理学相关理论知识融入临床心理干预实践的应用之中。本教材为书网融合教材，即纸质教材有机融合电子教材、教学配套资源（PPT、微课、视频、图片等）、题库系统、数字化教学服务（在线教学、在线作业、在线考试）。

本教材编写人员均为多年从事医学心理学教学的一线教师，具体编写分工如下：代景华编写第一章和第二章，杨珺编写第三章，李阳编写第四章，潘博编写第五章和第十章，贺斌编写第六章，陈立花编写第七章，钟兴泉编写第八章和第九章。

本教材主要供全国高等职业院校临床医学、口腔医学专业师生使用，也可作为临床医务工作者的学习用书。

本教材的编写得到了各编者院校领导和老师的大力支持，各位编者老师付出了艰辛的劳动。另外，本教材也参考了一些相关的教材和著作，在此一并表示衷心的感谢。受编者能力所限，虽然在编写过程中付出了极大的努力，但难免还存在不足和疏漏之处，恳请广大师生谅解并惠予指正，以便修订时完善。

编　者
2022 年 8 月

CONTENTS **目录**

第一章 绪 论

PPT

◎ 学习目标

1. 通过本章学习，重点把握医学心理学的概念、学科性质和研究范围；医学心理学的实践价值和研究方法；医学模式的发展变化。

2. 学会树立正确的健康疾病观念，能够紧跟医学模式的发展变化，恪守职业道德和伦理原则；在进行医学心理学研究时，能用辩证发展的眼光认识人的心理活动，并且确保研究工作的真实性和科学性。

≫ 情境导入

情景描述 赵某，女，17 岁，高三学生。自升入高中以来，她的学习成绩一直排在班里前五名，老师和家长都对她寄予厚望。高三第一学期期中考试前一周，赵某开始晚上睡不着觉，好不容易睡着了又不断做梦。她还总感觉胃部不舒服，腹部发胀，口干口苦，恶心呕吐，腹泻不适。也因为这个原因，考试成绩并不理想，父母和老师都安慰她。没想到这之后经常出现这样的症状，每逢考试就会变得更加严重，让她深感痛苦。家人带她去医院检查，医生详细了解病史，加上精神评估，诊断为"躯体化障碍"，经过药物和心理等治疗，赵某所有症状消失，心情明显改善。

讨论 1. 赵某产生疾病的原因是什么？

2. 如果只依靠药物治疗能治好她的病吗？

第一节 医学心理学概述

一、医学心理学的概念

医学心理学（medical psychology）是心理学和医学相结合的新兴交叉学科，研究心理现象与健康和疾病的关系，既关注心理行为因素在健康和疾病中的作用，也探讨解决医学领域中的有关健康与疾病的心理行为问题，为促进人类的全面健康服务。

大量研究指出，过度的压力、人际关系冲突、亲密情感的丧失、生活中的重大变故等都可能引起疾病，而个体的负性情绪、不良的人格特征、非合理的认知评价和不健康的生活方式等则是心身疾病、慢性病等的重要致病原因，因此，心理行为因素与个体和群体的健康和疾病有着密切的关系。医学心理学强调从整体上认识和掌握人类的健康和疾病问题，人的身体和心理的健康以及疾病的产生，不仅与自身的躯体因素有关，而且与人的心理活动和社会因素有密切联系。

二、医学心理学的学科性质

医学心理学是一门涉及多学科知识的交叉学科。另外，它与基础医学关系密切，同时也是实践性很强的一门临床应用学科。

1. 交叉学科 医学心理学具有多学科交叉的特点。首先，医学心理学与基础医学、临床医学、预防医学和康复医学等有着密切的联系，存在着许多交叉的研究和应用领域。其次，医学心理学几乎涉及所有心理学科的相关知识，并且同人类学、社会学等众多社会科学学科存在广泛的联系。

2. 基础学科 医学心理学是一门基础理论课程。它研究人类心理、行为的生物学和社会学基础，心身之间的相互作用，以及心理行为因素对健康促进和疾病防治的作用规律，寻求人类战胜疾病、维护健康的基本心理途径，为发展整个医学事业提供了基础研究的依据，同时也提出了心理和生理相关的辩证唯物主义观点和科学思维方法。

3. 应用学科 医学心理学包含解决医学和心理学问题的知识与技术，是一门临床应用课程。首先，医学心理学的知识和技术可以应用于临床医学的各个部门，包括医院、疗养院、康复中心、企事业和学校的保健部门等，直接为防病治病、健康保健提供更符合现代医学模式的诊治思路和有效的辅助治疗技术。其次，医学心理学的知识与技术还可以应用于普通人群，帮助其解决与健康有关的心理问题和减轻痛苦，建立适应良好的思想、行为和生活方式，以促进心身健康，降低发生相关疾病的危险性。

三、医学心理学的研究范围

医学心理学的研究范围比较广泛，涉及医学与心理学之间的内容。归纳起来，主要包括以下几个方面。

1. 研究心理行为的生物学和社会学基础及其意义 心理行为的生物学基础包括神经系统、内分泌系统和遗传基因，其中大脑皮质起着最重要的作用。另外，心理是人脑对客观现实能动的反映，心理行为活动又受到社会生活环境等因素的影响和制约。在研究人的心理行为问题时，既要重视生理因素，又要重视社会因素，把人的自然属性和社会属性结合起来进行考察。这样有助于明确疾病产生的真正原因，探明健康和疾病相互转化的作用规律。

2. 研究心身相互作用的关系及其机制 躯体上的疾病可影响一个人的思维和情绪，比如患有危及生命的、复发性或慢性身体疾病的人通常会变得焦虑抑郁，而这种焦虑抑郁情绪又可能导致躯体疾病的严重化，加重这个人的痛苦。人的心理活动不仅伴有生理机能的变化，而且能调节后者。通过探讨人的心理与生理功能之间的联系和相互作用机制，可以提高对疾病的诊断、治疗和预防的能力。

3. 研究心理社会因素在健康和疾病相互转化中的作用 医学心理学研究心理社会因素如应激事件、情绪、人格、生活方式等在健康与疾病中的作用和意义。阐明这些因素对患者的遵医行为、治疗效果及生活质量、心理活动等产生的不同程度影响。通过进一步探讨心理社会因素与健康维护、临床疾病之间的关系，更好地为医学临床服务。

4. 研究各类疾病过程中的心理行为特征及变化规律 个体患病后，不仅生理功能发生改变，心理行为特征也会发生相应的变化。有的疾病起病较急、病情危重，而有的则隐匿起病，呈慢性进展，其心理行为反应必然会有差异。医学心理学研究各类患者心理行为反应的特点与规律，并探索有效的应对措施，促进患者康复，提高疾病的治疗效果。

5. 研究医患关系的特征及其完善的途径和方法 医患关系是医疗卫生活动中客观形成的医患双方以及与双方利益有密切关系的社会群体和个体之间的互动关系，直接影响医疗卫生活动的质量和效果。医患双方在抵御和治疗疾病的过程中都处于关键位置，患者康复的愿望要通过医方去实现，医方也在诊疗疾病的过程中加深对医学科学的理解和认识，提升诊疗技能。因此，医学心理学通过探讨提高医患沟通的技巧，建立和谐医患关系的对策，为医患关系的建设提供科学的理论依据和切实可行的实践策略。

6. 研究如何将心理学知识和技术应用于医学领域 随着医学模式的转变，医护人员需要掌握正确有效的心理评估技术，给患者提供客观准确的心理测评和效果评估，并能根据患者特征选择合适的心理干预方法、心理治疗技术和心理卫生指导等，使其症状得到减轻或缓解。因此，医学心理学研究如何运用心理学知识和技术促进患者的心身健康，探讨促进人类全面健康的有效途径和方法。

四、医学心理学的实践价值

1. 促进健康和疾病观念的转变 传统的生物医学模式需要向生物 – 心理 – 社会医学模式转化，树立医学生的整体医学观、心身统一观。在考虑健康和疾病的问题上，要有全局和整体的观念，知道心理和生理的相互作用，不能"只治病，不治人"。在考虑疾病的病因、诊断、治疗和预防的同时，都不能忽略心理社会因素的影响与作用。医学生除具有良好的生物医学知识和技能外，还要掌握必要的心理学和社会科学知识，丰富其医学知识体系，促进其未来的医学理论思维和医疗实践。

2. 促进疾病防治 随着几十年来疾病预防工作的不懈努力和医疗技术的发展，威胁人类健康的传染病、营养不良、寄生虫病等得到了有效控制，心身疾病、慢性病等则成为导致人类死亡的重要疾病。而这些疾病与人的心理应激、压力及各种不良生活方式密切相关，心理社会因素已经成为各种疾病的直接或间接原因。当今更强调疾病的预防作用，通过增强心理健康和行为卫生，将不良生活方式、不良行为习惯改变为健康生活方式、健康行为，增加人们健康的尝试，促进疾病防治。

3. 满足临床工作需要 临床躯体疾病的患者中存在各种心理行为问题，需要医护人员在诊疗活动中，应用心理学的知识和技术减轻其痛苦。还有一些有躯体症状而各种检查找不出病灶的所谓功能性疾病的患者，习惯于用躯体不适来表达精神症状和心理问题，不仅增加了医护人员的工作量，还加深了患者的痛苦程度，需要医护人员应用医学心理学的知识加以识别和开展心理干预。

4. 提高医疗服务质量 人们对健康的要求已不仅仅停留在身体上的无病，而是更加追求心身的舒适和协调，这就需要医护人员不仅要解决患者身体疾病造成的直接痛苦，还需要帮助其减轻精神心理上的痛苦。因此，除了医疗技术水平影响医疗服务质量之外，医患关系和患者的满意程度也起着重要作用。医护人员应该以患者为中心，了解患者的心理行为特点，重视心理社会因素对健康和疾病的影响，及时化解各种矛盾，加强医患沟通，协调医患关系，提高医疗服务质量。

5. 提高自身心理素质 我们生活在现实社会环境中，无时无刻不受到各种因素的影响，难免会出现一些问题，包括各种心理冲突、挫折及困境等。医学生通过学习医学心理学，能掌握适应和应对心理问题的方法，塑造积极乐观的人生态度，识别和调控自己的情绪，增强社会交往和适应能力，提高自身的心理素质，培养良好的心理素质和健全的人格。除此之外，医学生还应该指导患者和身边的人了解应对这些问题的方法，以帮助人们提高生活质量，预防疾病的发生，促进心身健康。医学心理学的学习将使医学生成为一名合格的医学人才。

第二节 医学心理学的发展

一、医学模式的发展阶段 📱微课

医学模式是指医学的主导思想，是人们考虑和研究医学问题时所遵循的总原则和出发点，包括疾病观、健康观等，并影响医学工作的思维及行为方式，使之带有一定倾向性，也影响医学工作的结果。医学模式在不同历史阶段和科学发展水平条件下，一直在发生着变化，主要经历了以下五个基本阶段。

1. 神灵主义医学模式 人类社会早期，生产力发展水平低下，科学技术非常贫乏，人类对人体结构、生命活动、疾病现象和本质的认识非常肤浅，对健康和疾病的认识处于萌芽状态。薄弱的医学知识积累不足以解释复杂的生命现象和指导医学实践，只能做出超自然的解释，相信万物有灵，健康与生命乃神灵赐予，认为疾病是鬼神作怪、天谴神罚。治疗疾病的方法主要是利用巫术祈求神灵的佑护，或者采取驱鬼或辟邪的方式免除疾病，出现医巫混杂的现象。神灵主义医学模式虽然原始、粗糙甚至荒谬，但它毕竟是早期人类艰难探索和智慧的结晶，体现了人类的探索精神及其与疾病做斗争的理念。

2. 自然哲学医学模式　随着社会生产力的发展和科学技术水平的提高，人类对自然界的规律和社会的认识能力逐步提高，开始认识到人体的物质基础和疾病的客观属性，对健康和疾病产生了笼统的、模糊的理性概括，西方古希腊的四体液学说和东方中国的阴阳五行学说就是典型的代表。该模式注重以自然哲学理论为基础的思维方式来观察和解释医学现象，以朴素的唯物论、整体观和心身一元论为指导，摆脱迷信和巫术，使"巫""医"分离，强调人的心身统一，注重自然环境与疾病的关系。自然哲学医学模式指导了当时的医疗实践和医学研究，并且发挥了积极的作用。

3. 机械论医学模式　欧洲文艺复兴运动带来了工业革命，推动了自然科学技术的进步，形成了用"力"和"机械运动"去解释一切自然现象的形而上学的机械唯物主义自然观，这也影响了医学观的转变，出现了机械论医学模式。科学家和医学家认为，人体是由不同零件组成的复杂机器，试图通过机械运动理论解释生命运动。在他们眼里，疾病是机器出现故障或失灵，医生的治疗则是对机器进行修补和完善。机械论的医学思想一方面排除了生物、心理和社会等因素对健康的影响，存在片面性和局限性；另一方面它把医学带入实验医学时代，发现了血液循环，提出了细胞病理学说，极大地推动了医学科学的发展。

4. 生物医学模式　经过 18—19 世纪，自然科学和医学高度发展，医学家们广泛地采用物理学、化学等学科的先进知识和技术，对人体进行更深入的研究，使人类对自身认识从整体探寻到系统、器官，直至现在的亚细胞和分子水平。生物医学模式认为每种疾病都必然可以在器官、细胞或分子上找到可以测量的形态学或化学改变，都可以确定出生物或物理的特定原因，都应该能够找到治疗的手段，医疗活动反映出明显的生物科学属性。这些立足于生物科学成就之上的医学进展，使人类在疾病的认识、治疗和预防方面取得了极大的成就，奠定了实验研究的基础，推动了特异性诊断及治疗方法的发展，指导了医疗卫生实践，有效地消灭和控制了急性传染病和寄生虫病等，使人类健康水平得以有效提高。但是生物医学模式过多强调人的生物属性，而忽视了人的心理和社会属性，导致医生在临床诊疗工作中重视躯体因素而不重视心理和社会因素，意识不到它们之间的联系及相互影响。

5. 生物－心理－社会医学模式　自 20 世纪以来，人们的生活方式随着生产力的发展和社会进步发生了巨大变化，环境、心理和社会因素在人类健康和疾病中的作用日渐增强。人们已不满足不生病、身体好，还要求合理的营养摄入、健康的生活方式、平衡的心理状态和良好的社会活动能力，以提高生活质量、延年益寿。因此，疾病的治疗不能单凭药物或手术。1977 年，恩格尔（Engel）在《科学》杂志上发表了《需要新的医学模式：对生物医学的挑战》，对生物心理社会医学模式的特点进行了深刻的分析和说明。生物心理社会医学模式是一种系统论和整体观的医学模式，它要求医学把人看成一个多层次的、完整的连续体，在健康和疾病问题上，要综合地考虑生物、心理和行为以及社会各种因素的相互影响和作用，揭示了三种因素相互作用导致生物学变化的内在机制，形成了一个适应现代人类保健技术的新医学模式，集中反映了现代医学发展的特征和趋势。

二、医学心理学研究的历史与现状

1. 国外医学心理学的历史与现状　早在 1852 年，德国学者洛采（Lotze）首先出版了以"医学心理学"一词命名的著作，成为医学心理学诞生的标志。1879 年，冯特（Wundt）在德国莱比锡大学建立了世界上第一所心理学实验室，不仅标志着心理学作为一门独立的科学诞生，也为医学心理学的发展开拓了道路。1890 年，美国心理学家卡特尔（Cattel）首先提出了心理测验的概念。1896 年，师从冯特的美国临床心理学家韦特默（Witmer）建立了第一个心理门诊，将心理学运用于临床实际，对心理学为临床服务做出了历史性的贡献，并于 1907 年提出"临床心理学"术语，创办了《心理学临床》杂志，开设了临床心理学课程。此后，在美国和其他一些国家，类似的心理诊所及大学和医院的临床心理机构陆续出现。1908 年，在美国出现了世界上第一个心理卫生协会。1917 年，美国临床心理学会成立。1936 年，洛蒂特（Louttit）出版了第一本《临床心理学》教科书。至此，医学心理学已具备服务部门、专业机构、学术刊物和教科书，形成了专业雏形。

除此之外，19 世纪末 20 世纪初，还出现了一些与医学心理学发展密切相关的工作，其中各种心理学派、心理诊断和心理治疗方法的诞生，构成了医学心理学的理论框架和方法学体系，对推动学科的发展起到了重要作用。20 世纪 30 年代，美国成立了心身医学会，并创办了《心身医学》杂志。20 世纪 50 年代以后，医学心理学发展更加迅速，研究和应用领域也不断扩大。许多国家在医学院校开设了临床心理学或医学心理学相应的课程。从事医学心理学工作的人员越来越多，各项基础研究工作取得了很大进展，并形成许多既独立又相互联系的理论体系，共同推动学科向纵深发展。在应用方面，也取得了许多成果，目前在不少国家的综合性医院里都有临床心理学家参与工作。

2. 国内医学心理学的历史与现状 1949 年以前，我国进行过少量医学心理学工作。20 世纪 50 年代中期，医学心理学的教学、临床研究工作者仍坚持研究工作。20 世纪 60 年代，在许多实验研究及临床实践中，都普遍借鉴了国外的心理测量和心理治疗技术。我国医学心理学的兴起和发展集中于改革开放以来的这些年。1979 年，卫生部要求有条件的医学院校应开设医学心理学课程，北京医学院（现北京大学医学部）率先在全国第一个成立了医学心理学教研室并开始授课。1979 年，中国心理学会成立了医学心理学专业委员会。从此，我国医学心理学的发展走上了正轨，许多医学院校相继开课。从 1980 年到 1985 年，卫生部和北京医学院连续举办了五期"全国医学心理学师资进修班"，为心理咨询和心理治疗培养了一批基本骨干人员。1985 年，中国心理卫生协会成立。1987 年，卫生部正式规定医学心理学作为高等医学院校的必修课程。同年《中国心理卫生杂志》创刊。1997 年，中国高等医学教育学会批准成立了以李心天为主任委员的全国医学心理学教育分会，这标志着我国的医学心理学教育翻开了新的一页。1999 年，国家开始实施执业医师资格考试，把医学心理学作为 16 门考试科目之一。自 2001 年起，部分医学院校的医学心理学专业开始招收五年制本科学生。不少医学院校增设了与医学心理学相关的专业方向，很多大学心理系设置了临床心理学专业。同时，心理卫生和临床心理学及其相关专业的硕士点和博士点逐年增多。

医学心理学学科的专业化与职业化水平不断发展与提高，我国的医学心理学工作已逐渐扩大到基础医学、临床医学及预防等各个领域，全国医疗、健康保健及相关机构建立了更多的医学心理咨询门诊，以解决临床各科及健康领域的心理问题，这反映了我国医学心理学广阔的应用前景。

💡 **素质提升**

中医心理学思想

美国学者墨菲在《近代心理学历史导引》中指出："世界心理学的第一个故乡是中国。"有着悠久历史文化的中国，是世界心理学思想最早的发源地之一。我国中医学的整个理论体系以独特、全面的视角解释人的生命现象和心理现象，创造性地研究和阐述心理因素在疾病发生、发展及其变化过程中的作用，并将其应用到病因、病机、四诊、辨证、治疗和养生等各个环节。这可从有"医之始祖"之称的《黄帝内经》中得到证实，如强调"形神合一"的心身观，"七情致病"的病因观，"以情胜情"的心理制约方法，以及"饮食有节、起居有常、不妄作劳"的健康生活习惯等。《黄帝内经》还十分重视心理治疗，提出"精神不进，志意不治，故病不可愈"。故主张对患者"告之以其败，语之以其善，导之以其所便，开之以其所苦"。这些观点不仅在当时领先于世界医学，至今也仍对现代医学心理学有所启迪。

第三节 医学心理学的相关学科

一、基础类相关学科

1. 神经心理学 是研究脑的神经过程与心理活动关系的学科。传统的神经心理学主要采用行为学研究方法，侧重探讨脑损伤的定位、定性与行为的关系；当前的神经心理学吸收了神经科学与认知心理学的最新研究成果，采用功能性磁共振成像（fMRI）和事件相关电位（ERP）等无创伤性的检测方法，关注人类大脑在正常和病理状态下与外在行为变化的关系。

2. 生理心理学 是研究心理现象生理机制的学科，主要包括神经系统的结构和功能，内分泌系统的作用，本能、动机、情绪、睡眠、学习和记忆等心理和行为活动的生理机制等，着重探讨生理活动尤其是脑神经活动所导致的心理功能的变化。

3. 心理生理学 是研究心理或行为如何与生理学变化相互作用的学科。严格来说，心理生理学研究的自变量是心理和行为活动，因变量是生理或生物学变化过程，因而不同于神经心理学和生理心理学。例如研究心理刺激条件下人体生理功能的改变过程，放松训练或生物反馈对生理功能的影响等，都属于心理生理学。

4. 异常心理学 是又称病理心理学，是研究异常心理活动与病态行为，探究其发生、发展、变化的原因、发病机制及演变规律的学科。异常心理学研究行为的不正常偏离，揭示异常心理现象的种类、原因、规律及机制，对于维护心理健康具有重要意义。

二、临床类相关学科

1. 临床心理学 是根据心理学的知识和技术解决人们心理问题的应用心理学科。主要借助心理测验对患者的心理和行为进行评估，并通过心理咨询和心理治疗等方法调整和解决个体的心理问题，提高其对环境的适应能力，促进人格的发展和健全。从事临床心理学工作的人很多，一般被称为临床心理学家或心理治疗师，其工作范围遍布学校、医院、商业、法律、军事、政府等。

2. 咨询心理学 是对正常人处理婚姻、家庭、教育、职业及生活习惯等方面的心理学问题进行帮助，也对心身疾病、神经症和恢复期精神病患者及其亲属就疾病的诊断、护理、康复等问题进行指导。咨询心理学与临床心理学工作的不同之处在于更倾向于解决正常人的烦恼和职业咨询、专业选择评估等。咨询心理学的从业人员主要由心理学专业工作者和社会工作者组成，通常被称为咨询心理学家或心理咨询师。

3. 护理心理学 是心理学和护理学相结合的学科，是将心理学的理论和技术应用于护理领域，研究患者及护士心理活动的规律及特点，以实施最佳护理的一门应用性学科。护理心理学研究护理工作中的心理学问题：一方面要了解患者的心理需要和在疾病状态下的心理活动特点，采用有针对性的心理护理方法减轻或消除患者的消极情绪，促进其康复；另一方面要重视护士自身心理健康的维护，提高其心理护理水平，培养优秀的护理人才，实施最佳临床护理服务。

4. 精神病学 是临床医学的一门分支学科，主要研究各种精神疾病的病因、发病机制、临床表现、疾病的发生发展规律、治疗、预防及康复。精神病学与医学心理学工作重点不同，前者重点研究临床医学中异常的精神现象，后者研究的则是临床医学中的心理现象和问题，更偏重于正常心理现象，当然也涉及异常心理现象的内容。此外，从学科的角度看，精神病学是精神卫生专业的主干课程，医学心理学则是各医学类专业及相关专业的公共基础课程。因此，也可以理解为精神病学研究的范围较小但更专业，而医学心理学研究的范围更宽泛但更基础。

三、预防与康复类相关学科

1. 健康心理学 是一门把心理学的知识应用于预防医学，以保持和促进心身健康，从而达到预防疾病目的的学科。主要任务是研究和促进一般人群的心理健康，包括采取适当的措施来培养健全的人格，提高对环境的适应能力；消除各种不良影响，预防精神方面的各种疾病和问题的发生；提高和改进一般医疗服务的质量；改善和增强学习和工作的效能等。总之，健康心理学更侧重于健康人群的健康促进与疾病的预防。

2. 康复心理学 是康复医学的分支学科，同时也是康复医学与心理学相结合的一门交叉学科。主要研究解决伤残、慢性病患者和老年患者存在的心理行为问题，帮助他们接受并逐渐适应残疾现实，促进其重新回归社会，从而尽可能降低其残障程度。康复心理学以特定的伤残患者作为研究对象，这是与医学心理学的主要不同之处。

第四节 医学心理学研究的原则与方法

一、医学心理学研究的基本原则

1. 客观性原则 医学心理学是一门既有理论又有实践的学科，在医学心理学的研究中，不能单纯从主观愿望出发，要坚持客观化标准，将理论与实践密切结合，深入实际工作中，依据可靠的事实材料进行全面分析，得出研究结论。坚持实事求是的科学态度，要杜绝曲解、主观解释做出轻率的结论，确保研究工作的真实性、科学性。

2. 辩证发展原则 心理活动是不断变化的过程，要用辩证发展的眼光去认识。医学心理学研究中应注意个体心理活动的动态性和发展性，心理活动在不同时间、地点和对象中是动态变化的，在不同年龄阶段也是有差别的。因此，在研究个体心理时，不仅要研究已经形成的心理特征，也要阐明那些正在形成和刚刚表现出来的新的心理特征，并且要预测可能会出现的心理特征。

3. 伦理性原则 医学心理学的研究对象比较特殊，主要是以人为被试，而人的生命具有不可逆性，因此在进行医学心理学研究时，要充分考虑伦理上的问题，涉及道德、尊严、权益和隐私等内容。医学心理学的研究和实践必须坚持知情同意的原则，同时有责任对研究对象的资料实行严格的保密原则，任何可能对研究对象造成损害的研究都必须严格禁止，这是研究者必须恪守的职业道德和伦理原则。

二、医学心理学研究的方法

1. 根据研究方式分类

（1）观察法 是在自然条件下，通过对研究对象的外部活动进行有系统、有计划的观察，从中发现其心理行为规律的方法。观察法在心理评估、心理咨询和心理治疗中被广泛应用，通过对被观察者的动作、表情、言语等外显行为的观察，来了解人的心理活动。优点是可以取得被观察者不愿意或者没有能够报告的行为数据；缺点是观察质量很大程度上依赖于观察者的能力，而且观察活动本身也可能影响被观察者的行为表现使结果失真。

（2）实验法 是指在控制条件下，研究者系统地操作某些因素，从而研究这种操作对于心理、行为或生理过程的影响规律的方法。

1）实验室实验法 是借助专门的实验设备，在对实验条件严格控制的情况下进行的。它有助于发现事件间的因果关系，并允许人们对实验结果反复验证，但实验情境带有极大的人为性，可能干扰实验结果的客观性。

2）现场实验法　是在临床工作、学习和其他生活情境中，对研究对象的某些变量进行操作，观察其有关的反应变量，以分析和研究其中的规律。现场实验法的结果比较合乎实际，但由于条件控制不够严格，因而难以得到精确的实验结果。

（3）调查法　是根据研究的需要，通过访谈、问卷等形式获得资料，并加以分析研究。一般在难以用直接手段获得可靠资料时使用，而且不受时间、空间的限制，还具有效率较高的特点，能在较短的时间里获得大量资料。调查法简便易行，获得的信息容量大，但要特别注意调查结果的真实程度，应细致地加以分析、取舍，以科学的态度做出结论。

（4）测验法　是指以心理测验或评定量表作为心理或行为变量的定量评估手段，根据其测验结果揭示研究对象的心理活动规律。测验法要求使用经过标准化、有良好信度和效度检验的心理测验及各种临床评定量表。由于其种类繁多，必须严格按照心理测量规范实施，才能得到科学的结论。同时应注意正确看待并解释测验结果，不要妄下定论。

2. 根据研究对象分类

（1）个案研究法　是对单一案例进行深入而详尽的观察与研究，可以同时使用观察、调查、测验和实验等研究手段。个案研究法非常适用于心理问题的干预、心身疾病或心理障碍的疗效分析等，对某些特殊案例如"狼孩""猪孩"等进行考察和研究也起着重要意义。但由于个案研究法只使用少数案例，研究的结果可能仅适合于个别情况，因此，在推广运用这些结果或做出更概括的结论时，必须持谨慎的态度。

（2）抽样研究法　是针对某一问题通过科学抽样所做的较大样本的研究方法。其中，被研究对象的全部单位称为"总体"；从总体中抽取出来，实际进行调查研究的那部分对象所构成的群体称为"样本"。抽样研究的关键环节是取样的代表性。抽样研究虽然是非全面研究，但它的目的却在于取得反映总体情况的信息资料，因而，也可起到全面研究的作用。

3. 根据研究时间分类

（1）纵向研究法　是对同一批对象在一定时期内做连续追踪研究，探讨某一问题的发展规律。纵向研究法可以使研究者系统、详尽地了解研究变量在时间维度上的变化发展，具有很高的连续性。但是研究周期较长，需要大量的经费和研究者的投入，被试容易流失，影响研究结果的可信程度和意义。

（2）横向研究法　通常选取几组在某些方面匹配的被试在同一时间内进行观察和评定，或者进行不同的处理及治疗，就有关变量进行比较分析研究。横向研究法节省时间、耗资较少、被试不易流失。但是各个群体被试受到的环境影响可能是不同的，无法系统、全面地反映问题，研究的广度和深度在一定程度上也受到限制。

目标检测

答案解析

一、单选题

1. 以下关于医学模式的说法，正确的是（　　）

A. 是某一时期各种医学学派的集中反映

B. 生物医学模式是一种系统论和整体观的医学模式

C. 生物－心理－社会医学模式更强调人的生物属性的重要作用

D. 是对医学知识和技术的总称

E. 是某一时期医学的主导思想，包括疾病观、健康观等

2. 以下对医学心理学理解正确的是（　　）

A. 是研究生物学对心理影响的学科

B. 是关注心理社会因素在健康和疾病中作用的学科

C. 是研究医学工作者和患者心理的学科

D. 是生理学和心理学的交叉学科

E. 是研究健康人的心理和患者的心理差异问题的学科

3. 提出生物 – 心理 – 社会医学模式的学者是（　　）

A. 冯特　　　　　　　B. 韦特默　　　　　　　C. 恩格尔

D. 卡特尔　　　　　　E. 希波克拉底

二、多选题

4. 医学心理学的研究方法包括（　　）

A. 观察法　　　　　　B. 实验法　　　　　　　C. 个案法

D. 调查法　　　　　　E. 测验法

三、思考题

医学生为什么要学习医学心理学？

（代景华）

书网融合……

本章小结　　　　　　　微课　　　　　　　题库

第二章　医学心理学的心理学基础

PPT

学习目标

1. 通过本章学习，重点把握心理实质的内涵；认知过程的有关概念、分类、特征、规律及品质；情绪情感的概念、分类、理论及对行为健康的影响；意志的概念、品质；人格的有关概念、特征及影响因素；马斯洛需要层次理论；动机冲突；能力发展的个体差异；气质的类型和意义；性格和气质的关系。

2. 学会系统完整地解析心理过程和人格；具有运用心理学的基础知识分析心理现象的能力，在预防心身疾病和心理问题发生时能够学以致用。

情境导入

情景描述　在一次心理课上，老师提出了一个问题："假如你收到一份英语成绩通知单，考试得了60分，你现在的感受是什么？"同学小李说："我感到无地自容，不能接受，因为我英语成绩一直不错。"同学小董说："我感到很幸运，终于及格了，不用再补考啦。"同学小赵说："如果大家考得分数都差不多，我会感到心安理得。"接着老师又补充道："其实这份试卷是大学英语竞赛题，很少有人成绩能达到60分以上，现在大家的感受是什么？"学生异口同声地说，感到很高兴。

讨论　1. 你从上面同学的不同感受中领悟到了什么？

2. 心理现象是如何产生的？

第一节　心理学概述

一、心理学

心理学是研究心理现象的科学。它是一门既古老而又年轻的科学，早期一直属于哲学范畴。1879年，德国著名心理学家冯特在德国莱比锡大学创建了第一个心理学实验室，开始对心理现象进行系统的实验室研究。在心理学史上，人们把这个实验室的建立看成心理学脱离哲学的怀抱、走上独立发展道路的标志，标志着心理学作为一门科学的诞生。

二、心理现象

心理现象是个体心理活动的表现形式。一般把心理现象分为心理过程和人格两个部分，这两个部分既相互区别又紧密联系。心理过程指心理活动发生发展的过程，即人脑对客观现实的反映过程，具有共性规律，包括认知过程、情感过程和意志过程；人格是个体独特而稳定的心理现象，有别于他人的心理特征，具有差异性规律，包括人格倾向性、人格心理特征和自我意识。人格心理是通过心理过程形成的，同时，已经形成的人格又会制约心理过程的进行，并在心理活动过程中得到表现，使得个体在认知、情感、意志等方面表现出明显的人格差异。

三、心理的实质

人类对心理实质的探索经历了很长的历史时期，直到近代，辩证唯物主义才对心理的实质做出了科学的解释。

（一）心理是脑的功能

心理活动与脑有密切的关系。首先，脑的进化是心理功能发展的基础。科学证明，物质发展到生命阶段，生物有了神经系统才出现心理功能，随着新皮质的出现，动物的心理也有了质的改变。同时，个体心理的发生、发展与脑的发育完善又是紧密相连的；其次，心理功能与脑的某些特定部位相关。比如额叶受到严重损伤的患者不能计划自己的行为，也不能按照社会道德规范来调节自己的行为；最后，脑是心理活动的器官，心理异常时多有脑的生物学改变，比如抑郁症发病机制与中枢神经递质的异常密切相关，抑郁症患者的多巴胺水平较正常人有显著降低，当其脑功能恢复，则心理异常得到改善。

（二）心理是人脑对客观现实主观能动的反映

1. 心理是客观现实的反映　心理活动是脑的功能，但大脑本身并不能凭空产生心理活动，客观现实是心理活动的内容和源泉。客观现实指人们赖以生存的自然环境和进行人际交往并从事实践活动的社会环境。其中社会环境对人的心理发生和发展具有决定意义。如果幼儿一直缺乏正常社会环境的刺激，心理就得不到正常发展，而且一旦错过关键期，各种心理能力难以弥补。

2. 心理是对客观现实主观能动的反映　脑对客观现实进行反映时，是积极主动、有选择性的反映，受到个人经验、个人特质和自我意识等多种因素的影响。对同一事物，不同的人有不同的反映，甚至同一个人在不同条件下也会有不同的反映。在反映现实的过程中，个人还会根据实践的结果、条件的变化来调整行为，逐渐形成不同的心理水平、心理状态和人格特征，而这些内容反过来又影响和调节个体对客观现实的反映，从而表现出心理的主观能动性特点。

第二节　认知过程

认知过程是指人们获得知识或应用知识的过程，或信息加工的过程，这是人的最基本的心理过程，包括感觉、知觉、记忆、思维、想象和注意等。

一、感觉

（一）感觉的概念

感觉是人脑对直接作用于感觉器官的客观事物的个别属性的反映。它是人们认识世界的开端，是高级、复杂心理活动的基础。感觉虽然简单，但却能使个体获得正常生存的必要信息，在人的生活和工作中有重要的作用。McGill 大学在 20 世纪 50 年代进行的第一个感觉剥夺实验就说明了感觉是维持人正常心理活动的必要条件。

（二）感觉的特征

1. 感受性与感觉阈限　人的感觉器官只对一定范围内的刺激做出反应。我们把这个刺激范围及相应的感觉能力分别称为感觉阈限和感受性。刚刚能引起感觉的最小刺激量叫绝对感觉阈限，而人的感官觉察到这种微弱刺激的能力叫绝对感受性；刚刚能引起差别感觉的刺激物间的最小差异量叫差别感觉阈限，对这一最小差异量的感觉能力叫差别感受性。感受性与感觉阈限成反比关系。

2. 感觉的适应 是指由于刺激物对感受器的持续作用使感受性提高或降低的现象。由明亮的地方突然进入暗室，起初什么也看不见，但过一段时间就看清了，这是视觉感受性提高的现象。"入芝兰之室，久而不闻其香，入鲍鱼之肆，久而不闻其臭"形容的是嗅觉感受性降低的现象。不同感觉的适应有不同的特点，与人类的生存需要有密切的关系，比如痛觉促使人们回避危险，就很难适应。

3. 感觉的相互作用

（1）不同感觉的相互作用 是指某种感觉器官受到刺激而对其他感觉器官的感受性造成影响，使其升高或降低的现象。例如咬紧嘴唇或握紧拳头，会感到身体某一部分的疼痛似乎有所减轻；摇动的视觉形象会破坏平衡觉，使人发晕或呕吐。

（2）感觉对比 是指同一感觉器官在不同刺激物作用下，感受性在性质和强度上发生变化的现象。它可分为两类：一种是同时对比，例如同样一个灰色图形，放在白色的背景上就显得暗些，放在黑色背景上则显得亮些；另一种是继时对比，例如吃完糖接着吃苹果觉得苹果发酸，吃了苦药后喝口白开水也觉得甜。

4. 感受性的补偿与发展 人的各种感受性都是在生活实践中发展起来的。某种感觉缺失或有缺陷，可以通过其他感觉的感受性提高来予以补偿。如双目失明的人听觉和触觉会变得非常灵敏，有些聋哑人可以"以目代耳"，学会"看话"等。人的感受性也能在长期实践活动中得到提高和发展。如卖油翁不洒一滴油，缘由"无他，唯手熟尔"。

5. 联觉 是当一种感觉器官受到刺激而产生一种特定感觉的同时又产生另外一种不同的感觉。例如，日常生活中，人们常说"甜蜜的声音""冰冷的脸色"等就是联觉现象。

二、知觉

（一）知觉的概念

知觉是人脑对直接作用于感觉器官的客观事物的整体属性的反映。知觉是在感觉基础上形成的，但不是感觉信息的简单相加，而是借助已有的经验对感觉信息的整合和解释。

（二）知觉的基本特性

1. 知觉的选择性 人在知觉客观世界时，总是有选择地把少数事物当成知觉的对象，而把其他事物当成知觉的背景，以便更清晰地感知一定的事物与现象，这是知觉的选择性。知觉的对象与背景不仅可以互相转化，而且会互相依赖。知觉的选择性取决于知觉对象的特点，同时也受到知觉者主观因素的影响。

2. 知觉的整体性 人的知觉系统具有把个别属性、个别部分综合成整体的能力，这是知觉的整体性。知觉的整体性不仅依赖于刺激物的结构，即刺激物的空间分布和时间分布，而且依赖于个体的知识经验。它提高了人们知觉事物的能力，但有时也会让人们忽略部分或细节的特征，比如文字校对时难以发现句中个别漏字或错字。

3. 知觉的理解性 人在知觉过程中，不是被动地认识知觉对象的特点，而是以过去的知识经验为依据，力求对知觉对象做出某种解释，使它具有一定的意义，这是知觉的理解性。在知觉信息不足或复杂情况下，知觉的理解性需要语言的提示和思维的帮助，比如观察一些隐匿图形。

4. 知觉的恒常性 当知觉的客观条件在一定范围内改变时，知觉的映像却保持相对稳定，这是知觉的恒常性。人们在实际生活中，建立了大小与距离、形状与观察角度、明度与物体表面反射系数等的联系，当观察条件改变时，利用生活中已经建立的这种联系，就能保持对客观世界较稳定的知觉。

三、记忆

（一）记忆的概念

记忆是在头脑中积累和保存个体经验的心理过程。根据信息加工的观点，记忆就是人脑对外界输入的信息进行编码、存储和提取的过程。记忆是一种积极、能动的活动。人不仅对外界输入的信息能主动地进行编码，使其成为人脑可以接受的形式，而且是有选择地接收外界信息，只有那些具有意义的事物，才会被有意识地进行记忆。

（二）记忆的分类

记忆可以从不同角度进行分类。根据信息保持时间的长短，将记忆分为感觉记忆（瞬时记忆）、短时记忆和长时记忆。

1. 感觉记忆 当客观刺激停止作用后，感觉信息在一个极短的时间内被保存下来，这种记忆叫感觉记忆，也称为瞬时记忆。信息首先进入感觉记忆，容量较大，但存储时间很短，一般为 0.25~4 秒。

2. 短时记忆 是感觉记忆和长时记忆的中间阶段，引起个体注意的感觉信息才会进入短时记忆，保持时间为 5 秒~1 分钟。容量有限，为（7±2）个组块。

3. 长时记忆 信息经过充分的和有一定深度的加工后，在头脑中长时间保留下来，这是长时记忆。信息保存时间长，从 1 分钟到许多年，甚至终身。容量也没有限制。大部分信息的来源是对短时记忆内容的复述，也有由于印象深刻而一次获得的。

（三）记忆的过程

1. 识记 是个体获取经验，识别和记住事物的过程，是记忆过程的初始环节。要想提高记忆效果，首先必须有良好的识记。

2. 保持 是个体把已获得的知识和经验在头脑中进行储存和巩固的过程，是记忆过程的中心环节。能否保持以及保持时间的长短，是记忆力强弱和记忆品质优劣的重要标志。保持是动态的过程，常常发生质和量的变化。在质的方面，由于每个人的知识、经验不同，加工、组织经验的方式也不同，使得信息内容出现简要化、混淆化和丰富化；在量的方面，存储内容一般会呈现减少的趋势，发生遗忘，但有时也会表现出记忆恢复的现象。

3. 再认和回忆 是长时记忆的提取形式。再认是指感知过、思考过或体验过的事物再度呈现时，个体仍能认识的心理过程，如好友重逢，一眼就认出了对方。回忆是人们过去经历过的事物以形象或概念的形式在头脑中重新出现的过程，如考试时根据考题回忆以前学过的知识。

（四）遗忘

记忆的内容不能保持或者提取时有困难就是遗忘。德国心理学家艾宾浩斯（Ebbinghaus）最早研究了遗忘的发展进程，并绘制了著名的艾宾浩斯遗忘曲线，该曲线揭示了遗忘规律，遗忘在学习之后立即开始，遗忘的过程最初进展得很快，以后逐渐缓慢，最后稳定在一定水平上。

遗忘的进程不仅受时间因素的影响，还受到其他因素的影响。

1. 识记材料的性质与数量 一般来说，对形象材料比对抽象材料遗忘得慢；对有意义材料的遗忘要慢于对无意义材料；学习程度相等，识记材料越多，遗忘越快。

2. 学习的程度 过度学习的材料比恰能背诵的材料记忆效果好，不易遗忘。但过度学习有一定限度，如果花费时间太多，会造成精力与时间的浪费。

3. 识记材料的系列位置 在回忆系列材料时，材料的顺序对记忆效果有重要影响。一般最后呈现的材料最易回忆，遗忘最少；最先呈现的材料较易回忆，遗忘较少；中间部分最难回忆，遗忘最多。

4. 识记者的态度 识记者对识记材料的需要、兴趣等会影响遗忘的快慢，人们容易遗忘那些不能引起兴趣、不符合个人需要、不占重要地位的事情。

四、思维

（一）思维的概念

思维是人脑对客观事物间接的和概括的认识过程，是认识的高级形式。它能揭示事物的本质特征和内部联系，并主要表现在概念形成、问题解决和决策等活动中，具有间接性和概括性的特点。

（二）思维的分类

1. 根据思维方式分类

（1）**动作思维** 解决问题的方式依赖于实际的动作。3岁前幼儿的思维基本属于动作思维，成人有时也要通过动作进行思维，但要比幼儿的水平高。

（2）**形象思维** 指人们利用头脑中的具体形象来解决问题。它是学龄前儿童的主要思维方式。艺术家、作家、设计师等也会更多地运用形象思维。

（3）**逻辑思维** 也叫抽象思维，是以概念、判断、推理等形式来解决问题的思维。它是人类特有的复杂而高级的思维形式。

2. 根据思维探索答案的方向分类

（1）**聚合思维** 又称求同思维，把解决问题所提供的各种信息聚合起来，朝着同一个方向，得出一个唯一正确的答案。

（2）**发散思维** 又称求异思维，从一个目标出发，沿着各种不同的途径去思考、探求多种答案的思维。

3. 根据思维的创新程度分类

（1）**习惯性思维** 是运用已获得的知识经验，按现成的方案和程序直接解决问题的思维。这种思维的创造性水平低，不需要对原有的知识进行明显改组，又称为常规性思维或再造性思维。

（2）**创造性思维** 是重新组织已有的知识经验，提出新的方案或程序，并创造出新的成果的思维。它是人类思维的高级形式，是多种思维的综合表现。

（三）思维的过程

1. 分析与综合 分析指在头脑中把整体事物分解为各个部分或各个属性，再分辨出个别方面、个别特征，并加以思考的过程。综合是在头脑中把事物的各个部分、各个特征、各种属性结合起来，形成一个整体。通过综合，可以全面、完整地认识事物，从而认识事物之间的联系和规律。

2. 比较与分类 比较是在分析综合的基础上，把事物加以对比，从而找出事物之间的异同点及其关系。分类是在比较的基础上，确认事物主次、性质的异同，并将其联合为组、局、种、类的过程。通过分类可以揭示事物的从属关系、等级关系，从而使知识系统化。

3. 抽象与概括 抽象是把事物共同、本质的特征抽取出来，而舍弃其个别、非本质特征的思维过程。概括是把抽象出来的事物共同、本质特征综合起来，并推广到同类事物中的思维过程。抽象与概括实际上是在比较的基础上进行的更高级的分析综合的过程，它们是概念形成的最重要的基础。

五、想象

(一)想象的概念

想象是对头脑中已有的表象进行加工改造，形成新形象的过程。想象是一种高级的认识活动，不仅可以创造人们未曾知觉过的事物形象，还可以创造现实不存在的或不可能存在的形象，具有形象性和新颖性。

(二)想象的分类

1. 无意想象　是一种没有预定目的、不自觉产生的想象。如常说的"触景生情""睹物思人"等。

2. 有意想象　是按一定目的、自觉进行的想象。如文学艺术家在头脑中构思人物形象。根据想象内容的新颖程度和形成方式的不同，有意想象可分为再造想象和创造想象。

（1）再造想象　是根据别人的言语叙述、文字描述或图形示意在头脑形成相应的新形象的过程。

（2）创造想象　是不依据现成描述而在头脑中独立创造新形象的过程。幻想是创造想象的一种特殊形式，与个人生活愿望相联系并指向未来的想象，有积极和消极之分。

六、注意

(一)注意的概念

注意是心理活动对一定对象的指向和集中。指向性与集中性是注意的两个特点。其中，指向性指心理活动有选择地反映一定的对象，而离开其余对象。指向性不同，人们从外界接收的信息也不同。集中性指人们把心理活动贯注并维持在某一对象上，使心理活动不断地深入下去。

(二)注意的分类

1. 无意注意　指事先没有预定目的，也无须意志努力的注意。它是一种初级、被动的注意形式，是由刺激物的特点和个体主观状态所引起的。

2. 有意注意　是有预定目的，需要一定意志努力的注意。它显示了人心理活动的主动性、积极性，是高级、自觉的注意形式。要想保持有意注意，需要加深对目的任务的理解，或依靠间接兴趣的支持，还要用坚强的意志与干扰做斗争。

3. 有意后注意　是有预定目的，但不需要意志努力的注意，是最高级、自觉性程度很强的注意。它是有意注意在一定条件下转化而来的，比如对活动产生浓厚的兴趣，或者活动特别熟练达到自动化的状态，就无须意志努力也能够维持注意力。

(三)注意的品质

1. 注意的广度　也叫注意的范围，是指同一时间内所注意对象的数量。这是注意品质在空间上的特性。注意广度受注意对象特点及个体活动任务、知识经验的影响。

2. 注意的稳定性　又叫注意的持久性，指在同一对象或同一活动上注意所能持续的时间。这是注意品质在时间上的特性，保持时间越长，表明注意的稳定性越好。但是注意的稳定性并不是一成不变的，会出现注意的起伏现象。

3. 注意的分配　指在同一时间内，把注意指向不同的对象或活动上。注意分配是完成复杂工作任务的重要条件。如果人们对同时进行的几种活动都比较熟悉，其中有的活动接近于自动地进行，那么注意的分配就比较容易。另外，注意分配也和同时进行的几种活动的性质有关。

4. 注意的转移　是根据新的任务，主动地、有目的地把注意从一个对象转移到另一对象上。注意转移的快慢和难易依赖于原来注意的强度，以及新注意对象的特点，原来注意的强度越大，新注意对象越不符合人的需要和兴趣，注意转移就越困难和缓慢。

第三节　情感过程

一、情绪和情感概述

情感过程包括情绪和情感。人在认识客观事物的时候，由于客观事物的不同、客观事物与人的关系不同，人对客观事物会产生不同的态度或体验，有时舒适愉快，有时心烦意乱，有时又怒火中烧等，这些复杂多样的态度或体验称为情绪和情感，是控制心理疾病、维护心理健康的关键成分。

（一）情绪和情感的概念

情绪和情感是指人们对客观事物是否符合自身需要而产生的态度体验。当客观事物符合自己的需要时，就引起积极的肯定的情绪情感；当客观事物不符合自己的需要时，就引起消极的否定的情绪情感。因此，情绪和情感是以个体的需要为中介的一种心理活动。

（二）情绪和情感的关系

1. 区别

（1）产生原因不同　情绪多产生于生理需要，人和动物所共有，属于较低级的、表层的心理现象；情感多产生于社会需要，人类所特有，受社会条件制约，属于较高级的、深层的心理现象。

（2）发生早晚不同　在个体发展过程中，最先出现的是情绪反应，之后随着个体发展，有了社会性需要，才出现情感体验。因此，情绪出现得早，情感产生得晚。

（3）表现形式不同　情绪具有明显的外显性、情境性和冲动性，情绪发生时有较明显的外部表现，一旦情境发生改变，会很快减弱或消失，一般是不稳定的；情感则具有深刻性、稳定性和持久性，比较内隐和含蓄，不易外露，一般不受情境影响。

2. 联系　我们很难在一个具体的人身上把情绪和情感严格地区分开来，它们是彼此依存、相互交融的。一方面，情绪是情感的基础，稳定的情感是在情绪的基础上发展起来的，同时又通过情绪反应得以表达；另一方面，情感则是情绪的本质内容，情绪的变化往往反映情感的深度，在情绪发生的过程中，常常蕴涵着情感。

（三）情绪和情感的分类

1. 情绪状态的分类　情绪状态指在某种事件或情境的影响下，在一定时间内所产生的某种情绪，其中较典型的情绪状态有心境、激情和应激3种。

（1）心境　是一种比较持久而微弱的具有渲染性的情绪状态。心境会成为人们内心世界的背景，每时每刻发生的心理事件都受这一情绪背景的影响。积极乐观的心境，可以提高活动效率，增强信心，有益健康；消极悲观的心境，会降低活动效率，使人丧失信心和希望，有损健康。

（2）激情　是一种强烈、短暂、爆发式的情绪状态。激情常伴随着生理变化和明显的外部行为表现。在激情状态下，人往往会认识活动范围缩小，理智分析能力减弱，自制力下降，甚至做出冲动的行为。但通过培养坚强的意志品质、提高自我控制能力是可以调控自己的激情，使其发挥积极作用的。

（3）应激　是个体在出乎意料的紧急情况下引起的高度紧张的情绪状态。比如，人们遇到着火、爆炸、车祸等突发事件时，身心就会处于高度紧张的应激状态。应激状态的产生除了与面临的情境有关外，还受到个人对自己能力估计的影响。

2. 情感的分类　情感是指与人的社会性需要相联系的主观体验，主要有道德感、理智感和美感。

（1）道德感　是人们根据一定的道德标准评价自身或他人的思想、意图和行为时所产生的一种情感体验。如果自己言行符合道德标准就会产生自豪感、幸福感等情感，否则就会感到不安、自责和内疚；当他人言行符合道德标准就会产生羡慕、尊敬等情感，否则就会感到厌恶、鄙视和愤怒。

（2）理智感　是人们在认识和评价事物过程中所产生的情感。理智感与人的好奇心、求知欲等需要相联系，体现了对自己认识活动过程与结果的态度，同时也推动人的认识和实践活动，是人们学习科学知识、追求真理的动力。

（3）美感　是根据一定的审美标准评价事物时所产生的情感。审美标准因人而异，也会因历史和文化背景的不同而有差异。

二、情绪理论

（一）情绪的早期理论

1. 詹姆斯－兰格理论　美国心理学家詹姆斯和丹麦生理学家兰格，分别于 1884 年和 1885 年提出了观点相同的一种情绪理论，即情绪刺激引起生理反应，而生理反应进一步导致情绪体验的产生。詹姆斯提出情绪是对身体变化的知觉，在他看来，悲伤是由哭泣引起，愤怒是由打斗而致，高兴是由发笑而生。兰格认为，情绪是内脏活动的结果，特别强调情绪与血管变化的关系。该理论看到了情绪与机体变化的直接关系，强调情绪是自主神经系统活动的产物，因此又称为情绪的外周理论。

2. 坎农－巴德理论　美国生理学家坎农于 20 世纪 30 年代提出情绪产生的中心在中枢神经系统的丘脑，该观点得到巴德的支持和发展，故称为坎农－巴德理论。他们认为外界刺激引起感觉器官的神经冲动，通过内导神经传至丘脑，再由丘脑同时向上、向下发出神经冲动，向上传至大脑产生情绪的主观体验，向下传至交感神经引起机体的生理变化。情绪体验和生理变化是同时发生的，它们都受到丘脑的控制。

（二）情绪的认知理论

1. 阿诺德的评定－兴奋理论　美国心理学家阿诺德在 20 世纪 50 年代提出了情绪的评定－兴奋理论。该理论认为情绪产生的基本过程是刺激情境—评估—情绪。情绪的产生是大脑皮层和皮下组织协同活动的结果，大脑皮层的兴奋是情绪行为最重要的条件。个体由于对刺激情境的评估不同会产生不同的情绪反应。如在深山老林遇到一只熊，会评估为危险，引起恐惧；而在动物园看到关在笼子里的熊，却会评估为无害，则不会产生恐惧。

2. 沙赫特－辛格的情绪理论　20 世纪 60 年代初，美国心理学家沙赫特和辛格提出生理唤醒、对生理状态的认知以及相应的环境因素在情绪的产生中是必不可少的，其中认知起关键作用，并且设计了经典的实验来检验他们的理论。实验证明，情绪状态是认知过程、生理状态和环境因素在大脑皮层中整合的结果。环境中的刺激因素，通过感受器向大脑皮层输入外界信息；生理因素通过内部器官、骨骼肌的活动，向大脑输入生理状态变化的信息；认知过程是对过去经验的回忆和对当前情境的评估。来自这 3 个方面的信息经过大脑皮层的整合作用，才产生了某种情绪体验。

3. 拉扎勒斯的认知评价理论　拉扎勒斯作为情绪认知理论的代表人物之一，在 1991 年正式提出情绪的认知评价理论。他认为情绪是人与环境相互作用的产物。在情绪活动中，人不仅要接受环境中的刺激事件的影响，同时要调节自己对刺激的反应。情绪是个体对环境事件知觉到有害或有益的反应。因此，在情绪活动中，人们需要不断地评价刺激事件与自身的关系。具体来讲，有 3 个层次的评价：初评价、次评价和再评价。

（三）情绪的动机 – 分化理论

伊扎德是此理论的代表，他认为情绪是人格系统的组成部分，是人格系统的核心动力。情绪系统与认知、行为等人格子系统建立联系，实现情绪与其他系统的相互作用。伊扎德认为情绪是分化的，存在着具有不同体验的独立情绪，每种情绪都有其发生的渊源和特定的适应功能，在组织、动机和体验上都有其独特性，并对认知与行为产生不同的影响。另外，情绪自身也是一个复杂系统，包含神经生理、神经肌肉/表情行为、情感体验等 3 个子系统，它们相互作用和联结。

三、情绪的生物学研究

（一）情绪的脑中枢机制

20 世界 80 年代以来，大量研究表明，情绪是由大脑中的神经元回路控制的，由这些回路整合加工情绪信息，产生情绪行为。有关动物和人类的大量研究显示，左侧前额皮层与趋近系统和积极情感有关，右侧前额皮层与退缩系统和消极情感有关；杏仁核对识别和产生消极情感有重要作用，尤其是识别威胁或危险线索；海马体损伤的个体会在不适当的背景中表现出情绪行为；网状结构对情绪的激活有重要影响，其功能在于唤醒，是情绪产生的必要条件。抑郁症患者情绪低沉、淡漠、无面部表情、沉默不语等表现可能和网状结构的机能减弱或被破坏有关。

（二）情绪的外周神经机制

情绪活动过程不同于其他心理过程，情绪产生时将引起自主神经系统的反应，伴随着一系列生理变化，会表现出心率加快、血压升高、呼吸急促、抑制消化等唤醒状态；情绪产生时还会引起躯体神经系统的反应，某种情绪状态会伴随着一定的外部表现，即表达情绪状态的面部表情、姿态表情和声调表情，这些都是由躯体神经系统支配的随意运动；不同情绪状态会引起内、外腺体的变化，从而影响激素分泌量的变化。例如，人在悲伤痛苦时会流泪，在紧张焦急时会冒汗。学生考试前的紧张情绪，常常增强肾上腺的活动，促进肾上腺的分泌，从而引起血糖升高等一系列机体变化。

四、情绪对人的行为与健康的影响

（一）情绪的功能 🄴 微课 1

1. 适应功能　情绪是有机体适应生存和发展的一种重要方式。情绪直接反映人的生存状况，无论是婴幼儿还是成人，都通过快乐表示情况良好，通过痛苦表示急需改善不良处境。人们还通过情绪进行社会适应，如用微笑向对方表示友好，通过愤怒表示将进行反抗的主动倾向。总之，人们通过情绪可以了解自身或他人的处境，适应社会的需求，得到更好的生存和发展。当然在个体之间和社会中挑起事端引起情绪对立，也有着极大的破坏作用。

2. 动机功能　情绪是动机系统的一个基本成分，能驱动人去探究客观事物，激励人的活动，提高人的活动效率。适度的情绪兴奋，可以使身心处于活动的最佳状态，推动人们有效地完成任务。情绪对于生理内驱力也具有放大信号的作用，成为驱使人行为的强大动力。例如当个体感到口渴，产生了补充水分的生理需要，但这种内驱力可能没有足够的力量去激发行为，而当意识到缺水对身体的危害时，产生的恐慌感和急迫感就会增强内驱力，使之成为行为的强大动力。

3. 组织功能　情绪会影响其他心理过程，表现为积极情绪的协调、促进作用和消极情绪的破坏、瓦解作用。情绪能影响认知活动的效果，中等强度的愉快情绪起着增强作用，而消极情绪则会产生负面影响。情绪会干预记忆的效果，使记忆的内容根据情绪性质进行归类。情绪还会影响人的行为，当人处在积极、乐观的情绪状态时，其行为比较开放，愿意接纳外界的事物；反之，则容易放弃自己的愿望，甚至产生攻击性行为。

4. 信号功能　情绪在人际交往中具有传递信息、沟通思想的功能，这是通过情绪的外部表现，即表情来实现的，如微笑表示赞赏，摇手表示不同意等。表情也是言语交流的重要补充，手势、语调等使言语信息表达得更加明确。表情是比言语产生更早的心理现象，在婴儿不会说话之前，主要是靠表情来与他人交流的。人们可以通过表情准确而微妙地表达自己的思想感情，也可以通过表情去辨认对方的态度和内心世界。

（二）情绪与身心健康

当人情绪变化时，往往伴随着生理反应，同时所有心理活动又是在一定的情绪基础上进行的，因而人们把情绪看作心身联系的纽带。适度的情绪是正常而有益的，可以使身体各部分积极地动员起来，以适应外界环境变化的需要。但如果过于强烈的情绪，或者过于持久的消极情绪就会对身心健康造成伤害。《黄帝内经》所言"喜伤心、怒伤肝、思伤脾、悲伤肺、恐伤肾"，就是在说情绪过度对个体健康的影响。研究表明，压抑愤怒与心血管疾病、高血压的发病率有着密切联系，长期压抑悲伤或哭泣容易引起呼吸系统的疾病，不表达情绪会加速癌症的恶化，过度的焦虑、抑郁等不良的情绪会对人造成非常大的伤害，严重时还可能导致心身障碍或疾病。

第四节　意志过程

一、意志概述

意志是指人们自觉地确定目标，并根据目的支配、调节行为，克服困难，从而实现预定目的的心理过程。意志使人的内部意识转化为外部的动作，集中体现了意识的能动性，并可推动认识活动的不断深入，同时调节和控制情绪情感。

二、意志行动的心理过程

人的意志是通过行为表现出来的，受意志支配的行动称为意志行动。意志行动有其发生、发展和完成的历程，可以分为采取决定阶段和执行决定阶段。

1. 采取决定阶段　是意志行动的开始阶段，决定意志行动的方向和动因。首先确定行动目的，目标越明确深刻，对行为的动力作用越大，人的行动越自觉。其次，选择行动方法及制订行动计划，要对达到目标的各种方法进行周密思考、权衡利弊而加以抉择，还需要制订出实现目标的详细行动计划，以便按计划进行活动。

2. 执行决定阶段　是意志行动的完成阶段，它使内心世界的目的、计划付诸实施，是完成意志行动的中心环节。首先坚持执行计划，个体分析判断行动中遇到困难的性质，确定克服困难的方法和策略。其次制止和修改不利于目标的计划，个体根据出现的新情况和问题对行动进行必要的调整，修正原来的行动计划。

三、意志的品质

意志行动在不同人的身上表现不同。意志的品质是指构成人意志的某些比较稳定的心理特征。

1. 自觉性　指个体在行动中具有明确的目的，并能主动地支配自己的行动，使其能达到既定目标的意志品质。具有自觉性的人，在行动中一方面不轻易受外界影响；另一方面也不拒绝一切有益的意见。与自觉性相反的特征是受暗示性和独断性。受暗示性较强的人盲从于他人的意见，自己缺乏信心和主见。独断性较强的人往往固执己见，拒绝别人的批评和劝告。

2. 果断性　指个体善于明辨是非、迅速而合理地采取决定，并实现所做决定的意志品质。该品质以充分的根据、周密的思考为前提，在动机冲突时能当机立断，在行动时能敢作敢为，在情况发生变化时能立即停止已做的决定。与果断性相反的特征是优柔寡断和鲁莽草率。前者瞻前顾后、犹豫不决。后者不加思考，不考虑行动后果，凭一时冲动轻率决定。

3. 坚韧性　指对行动目的的坚持性，并能在行动中保持充沛的精力，战胜各种困难，不屈不挠地向既定目标前进的意志品质。所谓"绳锯木断、水滴石穿"就是形容坚韧性的表现。与坚韧性相反的特征是动摇和执拗。动摇性强的人偶遇困难就望而却步，更改甚至放弃自己的目标。执拗的人即使行动错误，或目标无法达到时，仍固执己见、一意孤行。

4. 自制力　指能够自觉、灵活地控制自己的情绪，约束自己言行的意志品质。自制力强的人情绪稳定，不易冲动，不会因一时的失败和困境而气馁，也不会因一时的胜利而骄傲，能够根据确定的目标调节自己的行动。与自制力相反的特征是任性和怯懦。前者不能控制和约束自己的言行，随心所欲。后者胆小怕事，遇到困难就惊慌失措，畏缩不前。

第五节　人　格

一、人格概述

（一）人格的概念

人格"personality"一词是从拉丁文"persona"演变来的，原意是指希腊戏剧中演员戴的面具，面具随人物角色的不同而变换，体现了角色的特点和人物性格。心理学沿用面具的含义，转译为人格，借以说明每个人在人生舞台上所表现出来的种种言行和不愿展现的面具后的真实自我。关于人格的概念，迄今尚无统一的说法，一般认为，人格是一个人的整体精神面貌，具有一定倾向性的、稳定的心理特征的总和。

（二）人格的特征

1. 独特性　人格是在遗传、成熟和环境、教育等先天与后天因素的交互作用下形成的。不同的遗传、生存及教育环境，塑造的人格千差万别，正所谓"人心不同，各如其面"。另外，生活在一定的群体环境、社会环境、自然环境中的人也具有一些相同的人格特征，如勤劳就是中华民族共同的人格特征。

2. 稳定性　人格一旦形成，便有相对的稳定性，在没有重大外界变革的情况下，一般是不易改变的。俗话说"江山易改，禀性难移"正说明了人格的稳定性。当然，随着生理的成熟和环境的改变，人格也可能发生或多或少的变化，只是这种变化是比较缓慢的。

3. 整体性　人格是由多种成分构成的，各个成分相互影响、相互制约组成一个复杂的有机整体，具有内在的一致性，使人的内心世界、个体动机与外显行为之间保持和谐一致，是心理健康的重要指标。否则，个人会出现适应困难，甚至导致人格分裂的病态特征。

4. 功能性　人格在一定程度上会影响个体的生活方式，甚至会决定某些人的命运。面对挫折和失败时，坚强的人迎难而上、发奋拼搏、积极解决问题，懦弱的人则会逃避问题、故步自封、不愿改变，这就是人格功能性的表现。

（三）人格形成的影响因素

1. 生物遗传因素　这是人格形成和发展的自然基础，是人格不可缺少的影响因素。研究发现，同卵双生子即使不在同一社会环境中成长，人格也具有较高的相关。遗传因素对人格的作用程度随人格特质的不同而有差别，通常在智力、气质等与生物因素相关较大的特质上作用较重要。此外，遗传的容貌、体形的好坏，性别等的不同，也会通过社会评价作用间接影响人格。

2. 家庭环境因素　家庭是个体最早接触的环境，父母的教育观念和方式、家庭的经济和社会地位、家庭成员间的关系、家庭的气氛、子女在家庭中的角色等都会影响人格的发展。尤其是父母对子女的教养方式又是最重要的因素，如果父母尊重孩子，给孩子一定的自主权和积极正确的指导，与孩子处于平等和谐的氛围中，孩子就会形成活泼、快乐、自立、友善等积极的人格品质。

3. 早期童年经验　我们常说"三岁看老。"人生早期所发生的事情对人格的影响，历来为人格心理学家所重视。一系列研究发现，在儿童早期被父母忽视、虐待或遗弃，缺乏爱和关注的孩子，会表现出胆小、迟钝、不与人交往、敌对、攻击等人格特点，会影响他们一生的顺利发展，很容易出现情绪障碍、社会适应不良、心理疾病等问题。

4. 学校教育因素　学校是一种有目的、有计划地向学生施加影响的教育场所，教师的管理风格、课堂教学、课外活动、班集体的风貌、师生关系与同学关系等都对学生人格的形成与发展有一定影响。教师对学生人格的发展具有指导定向的作用，尤其要注意言传身教的巨大影响。同时学生需要教师的关爱，在教师的关爱下，他们会朝着教师期望的方向发展。另外，也不能忽视同伴群体对人格的影响作用。

5. 社会文化因素　社会文化塑造了社会成员的人格特征，使其成员的人格结构朝着相似的方向发展。这种相似性具有维护社会稳定的功能，又使得每个人能稳固地"嵌入"在整个文化形态里。如果一个人极端偏离其社会文化所要求的人格特质，不能融入社会文化环境中，就可能被视为行为偏差或患有心理疾病。另外，社会文化对人格的塑造功能还表现在不同文化的民族有其固有的民族性格。

6. 自我调控因素　自我调控系统是人格发展的内部因素，其他一切外部因素对人格的影响都是通过内部因素起作用的，这是人的主观能动性的积极体现。具有良好自我调控能力的人，能够客观地分析自己，不会把遗传或生理、环境等方面的局限视为阻碍个人发展的因素，而会有效地利用个人资源、发挥个人长处，努力变革、塑造和完善自我，将自我价值扩展到社会中去，并在对社会的贡献中体现自己的价值。

💡 **素质提升**

坚持了才有希望

一位湖南女孩，因一场意外半岁时失聪，从此便生活在无声的世界里。从懂事起，她就知道自己和别的小孩不一样。父母安慰她，与其怨天尤人，不如用自己最大的努力去克服。为了练习开口说话，从字、词到日常用语，她靠着反复抚摸父母的喉咙来感受声带的震动并练习发声，每一个音节都要重复1000次以上才能掌握。每学会一个字的发音，都有父母无数次地纠正和陪伴练习。她对着镜子学口型，读唇语，慢慢能够与人进行交流，也可以在普通学校"旁听"课程。她在父母的引导下，坚信自己不会比别人差，而且愿意为了自己的"不完美"，付出比别人多几百倍的努力。通过学习唇语、看老师板书和努力自学，她完成了学业并考上大学、硕士研究生。2018年，她又考上了清华大学的博士研究生。正是这一年，她成功植入人工耳蜗，重获失去了26年的声音。这个女孩就是"感动中国2021年度人物"获得者江梦南，她的逆袭故事，感动了很多人。

二、需要与动机

（一）需要

1. 需要的概念　需要是有机体内部的一种不平衡状态，它表现为有机体对内部环境或外部生活条件的一种稳定的要求，并成为有机体活动的源泉。需要是个体的心理活动与行为的基本动力，人的各种活动或行为都是在需要的推动下进行的。

2. 需要的分类

（1）根据需要的起源分类　分为自然需要和社会需要。自然需要也称为生理需要，主要由机体内部某些生理的不平衡状态引起，对有机体维持生命、延续后代有重要意义，是与生俱来的，体现了需要的自然属性，如进食、饮水、睡眠、排泄等需要。社会需要反映了人类社会的要求，对维系人类社会生活，推动社会进步有重要作用，体现了需要的社会属性，是人所特有的，如劳动、交往、社会赞许等需要。

（2）根据需要指向的对象分类　分为物质需要和精神需要。物质需要指向社会的物质产品，并以占有这些产品而获得满足。如对与衣、食、住、行有关物品的需要。精神需要指向社会的各种精神产品，并以占有这些产品而得到满足，如读书学习、看电影欣赏话剧、阅读报刊等需要。

3. 马斯洛需要层次理论　美国人本主义心理学家马斯洛提出了需要层次理论。他将人的需要分成5个层次，排成金字塔结构，由低向高一步步发展。 📖 微课2

（1）生理需要　包括对食物、水分、空气、睡眠、性的需要等，对于个体的生存是必不可少的，具有自我保护和种族延续的意义。它是最强烈的、不可避免的最底层需要，也是推动人们行动的强大动力。

（2）安全需要　指人们对稳定、安全、有秩序、能免除恐惧和焦虑等需要，如希望得到一份有编制、较稳定的工作，在学校能得到同学、老师的公平对待。当这一需要获得满足之后，才会有安全感。

（3）归属和爱的需要　表现为个人要求与他人建立联系，渴望得到家庭、团体、朋友、同事的关怀爱护理解，是对友情、信任、温暖、爱情等的需要。如果得不到满足，就会感到孤独、空虚以及没有价值感。

（4）尊重需要　包括自我尊重和受到他人尊重。自我尊重指渴望自己有实力、有成就、能胜任，以及要求独立和自由，对环境有施加影响的能力；他人尊重指希望得到别人的认同，渴望有名誉或威信、赏识、关心和重视等。此需要得到满足会使人相信自己的力量和价值，会产生自信、自强的心理体验；若缺乏则会使人产生自卑感、无能感，失去自信心。

（5）自我实现需要　位于需要层次之巅，是人类需要发展的高峰，表现为人们追求实现自己的能力或潜能，并使之完善，希望自己越来越成为所期望的人物，完成与自己能力相称的一切。在人生道路上，自我实现的形式是不一样的。音乐家通过演奏音乐，画家通过绘画，都能感到最大的快乐，满足自我实现的需要。

马斯洛认为，这五种需要都是人的最基本需要，是天生的、与生俱来的。需要的层次越低，力量越强。只有在低级需要基本满足后，高级需要才有可能出现。较高层次需要发展后，低层次的需要依然存在，只是对人行为影响的比重降低而已。马斯洛需要层次理论揭示了人的需要存在着不同的层次，重视人的自我价值和内在潜能的实现。但他低估了环境和教育对需要发展的影响，同时也忽视了高级需要对低级需要的调节作用。

（二）动机

1. 动机的概念　动机是引起和维持个体的活动，并使活动朝向一定目标的内部心理动力。动机是在需要的基础上产生的，需要是动机的基础和根源，动机是推动人活动的直接原因。当需要推动人们去活动，并把活动引向某一目标时，需要就能成为人的动机。

2. 动机的功能

（1）激活功能　动机具有发动行为的作用，能推动个体产生某种活动，使个体由静止状态转向活动状态。

（2）指向功能　动机能将有机体的活动朝向一定的对象或目标。动机不一样，个体活动的方向和所追求的目标也有区别。

（3）维持功能　表现为行为的坚持性。动机激发个体的某种活动能否坚持下去，受动机的调节和支配。它是由个体的活动与所预期目标的一致程度来决定的。

3. 动机的分类

（1）生理性动机　是为了维持生命所必须满足的动机，以有机体自身的生理需要为基础，如饥饿、渴、缺氧、疼痛等动机。生理性动机推动人们去活动，以满足某种生理需要。

（2）社会性动机　是以人的社会文化需要为基础的动机，如交往、权力、成就等动机。这些动机推动人们与他人交往，希望获得社会和他人的赞许，希望参与某种社会团体，并能在其中获得某种地位等。

4. 动机冲突　同一时间内人们常常存在着两种或两种以上性质和强度非常相似或相互矛盾的动机，使人难以取舍，就会发生动机冲突，主要有 4 种基本形式。

（1）双趋冲突　指两个目标具有相同的吸引力，引起同样强度的动机，但限于条件不能同时达到，必须从中有所选择的矛盾心理状态，如"鱼和熊掌不可兼得"。

（2）双避冲突　指个人同时受到两种事物威胁，产生同等强度的逃避动机，但迫于环境和条件，必须接受一个才能避开另一个，处于左右为难的心理紧张状态，如"前遇悬崖，后遇追兵"。

（3）趋避冲突　指个人对同一事物同时产生两种动机，既向往得到它，又想拒绝或回避它时所产生的心理冲突，如"想吃鱼又怕腥"。

（4）双重趋避冲突　指人们面对两种或两种以上的目标，每种目标都对自己既有利也有弊，反复权衡拿不定主意所产生的内心冲突。

三、能力

（一）能力的概念

能力是人顺利地完成某种活动所必备的心理特征。能力与活动是紧密联系的。一方面，人的能力在活动中发展并在活动中得到表现，能力的高低影响活动的效果；另一方面，从事任何活动都必须有一定的能力作为条件和保证。要成功地完成某种复杂的活动，只具备一种能力是不够的，通常需要多种能力相结合。

（二）能力的分类

1. 一般能力和特殊能力

（1）一般能力　指在不同种类的活动中都会表现出来的能力，如观察力、记忆力、想象力、抽象概括能力、创造力等。一般能力是通常所说的智力，是人们完成任何活动所不可缺少的。

（2）特殊能力　指在某种专业活动中表现出来的能力，是顺利完成某种专业活动的心理条件，如数学能力、音乐能力、绘画能力、体育能力等。

2. 液体能力和晶体能力

（1）液体能力　指在信息加工和问题解决过程中所表现出来的能力，如对关系的认识、演绎推理能力等。它主要取决于个人的禀赋，较少受后天文化教育和知识经验的影响。

（2）晶体能力 指需要经过教育培养，掌握社会文化经验而获得的能力，主要取决于后天学习，如言语理解、数学知识等。

（三）能力发展的个体差异

1. 能力发展水平的差异 能力有高低的差异。大致来说，能力在人口总体中表现为两头小、中间大的常态分布，即能力很高或很低的人都很少，绝大多数人能力都接近平均水平。

2. 能力表现早晚的差异 能力的形成与发展有早晚之分，即能力的年龄差异。有的人能力发展较早，在儿童时期就显露出非凡的智力和特殊能力，属于人才早熟或称早慧。另一种是"大器晚成"，指智力的充分发展在较晚的年龄才表现出来。有许多人虽然早期没有突出表现，但后来却做出了突出成绩。

3. 能力结构的差异 能力有各种各样的成分，它们可以按不同的方式组合，从而形成人和人之间在能力上的差异，如有人想象力强，有人记忆力强。又由于不同能力的结合，形成了人和人之间在能力结构上的差异，如在音乐能力方面，有人具有较好的曲调感和听觉表象能力，但节奏感差；有人节奏感和听觉表象能力强，但曲调感差。

4. 能力性别的差异 长期的研究结果表明，一般能力并未表现出性别差异，而特殊能力方面反映出了性别差异。女性在中、小学阶段的计算能力具有优势，男性高中及大学阶段在问题解决上表现出优势；女性的言语能力普遍比男性好；男性的空间能力明显优于女性。

四、气质

（一）气质的概念

气质是一个人生而具有的典型的、稳定的心理特征，是个体心理活动动力特征（强度、速度、灵活性、指向性等）的总和。气质受神经系统活动过程的特性制约，是先天形成的，即脾气、秉性。就像有的孩子一出生就爱哭好动，有的孩子则平稳安静，这表现出来的就是气质差异。

（二）气质类型学说

关于气质类型及其划分，学者们依据不同的观点提出各种学说。德国精神病学家克瑞奇米尔提出体型说；日本学者古川竹二提出血型学说；我国著名医书《黄帝内经》中记载阴阳五行说等。现在较为流行的是古希腊医生希波克拉底的体液说和前苏联生理学家巴甫洛夫提出的高级神经活动类型学说。

1. 体液说 希波克拉底最早对气质现象进行研究，提出了体液说，他认为人体内有4种性质不同的体液：黄胆汁、血液、黏液和黑胆汁，4种体液比例不同，形成了4种不同类型的人。约500年后，罗马医生盖伦进一步确定了4种气质类型：胆汁质、多血质、黏液质和抑郁质。这种提法虽然缺乏严谨的科学依据，但在日常生活中确实可以见到这4种气质类型的人，以后心理学家在此基础上进行了研究和完善，因此该气质类型一直沿用至今。

2. 高级神经活动类型说 巴甫洛夫认为高级神经活动过程是兴奋和抑制交替的过程，具有3种基本特性：强度、平衡性和灵活性。强度是大脑皮层神经细胞工作能力或耐力的标志，强的神经系统能够承受强烈而持久的刺激。平衡性是兴奋过程和抑制过程的相对力量，二者力量大体相同是平衡，否则是不平衡。灵活性是兴奋过程与抑制过程相互转换的速度，能迅速转化是灵活的，不能迅速转化则是不灵活的。他依据这3种特性的不同组合，把高级神经活动划分成4种类型。具体见表2-1。

表 2－1　高级神经活动类型与气质类型表

高级神经活动特点			高级神经活动类型	气质类型
强度	平衡性	灵活性		
强	不平衡		不可遏制型	胆汁质
	平衡	灵活	活泼型	多血质
		不灵活	安静型	黏液质
弱			抑制性	抑郁质

巴甫洛夫用高级神经活动类型说解释了气质的生理基础，验证了不同气质类型的个体之间在解剖和生理机制上的个体差异，从一定意义上阐明了气质是高级神经活动类型在人的外显行为和活动中的表现。

（三）气质类型的特征

四种典型的气质类型具有以下心理特征。

1. 胆汁质　热情直率、精力旺盛，情绪体验强烈、爆发迅猛、平息快速。行动迅速、勇敢果断，但自我控制能力较差，易感情用事，容易冲动，缺乏耐心，行为动作粗犷、不细致。

2. 多血质　活泼好动、热情开朗，情感丰富、感染力强，善于交往，容易适应环境变化，反应敏捷、思维灵活、主意多。但注意力易转移，缺乏耐心和毅力，稳定性差。

3. 黏液质　安静稳重、踏实谨慎，情绪平稳、表情平淡，考虑问题细致而周到，办事稳妥，自制力强、善于忍耐。但行动迟缓，缺乏生气，思维灵活性差，易因循守旧。

4. 抑郁质　情绪体验深刻、细腻持久，观察仔细、敏感多思，想象力丰富，自制力强。但动作迟缓，易多愁善感，孤僻多疑，不善交往。

在现实生活中，单一气质的人并不多，绝大多数是这四种气质互相混合、渗透，兼而有之的人，有些人是两种或三种气质混合，甚至四种气质混合。

（四）气质的意义

1. 气质是人的天性，无好坏之分　任何一种气质都有积极和消极两个方面，不能简单地评价某种气质类型的好与坏。如抑郁质类型的人虽然孤僻多疑、多愁善感，但是他们善于观察，对事物体验深刻细腻。

2. 气质不能决定人社会价值和成就　气质相同的人可以成为对社会做出重大贡献、品德高尚的人，也可以成为一事无成、品德低劣的人；反之，气质极不相同的人也都可以成为品德高尚的人，成为某一职业领域的能手或专家。

3. 不同气质类型择业有侧重　各种职业活动的工作性质和特点不同，对从业者的气质就有着不同的要求。在特定的条件下，某些气质特征往往为个人从事某种工作提供了有利条件。例如多血质和胆汁质的人适合要求做出迅速、灵活反应的工作；黏液质和抑郁质的人适合要求持久、细致、耐心的工作。

4. 气质与健康　气质并无好坏之分，但每种气质都有有利或不利于身心健康的一面。例如，情绪不稳定、易冲动、孤僻、抑郁等特征都不利于身心健康，而且是某些疾病的易感因素，应该注意自我调节。

五、性格

（一）性格的概念

性格是个体在生活过程中形成，对客观现实稳固的态度以及与之相适应的习惯化了的行为方式。性格是在后天社会环境中逐渐形成的，是最核心的人格差异。性格有好坏之分，能最直接地反映出一个人的道德风貌。

（二）性格的特征

1. 性格的态度特征　指人在处理各种社会关系方面的性格特征：①对社会、集体、他人的态度，如诚实、正直，还是自私自利、虚伪等；②对工作、学习、生活的态度，如有责任心和进取心、认真细致，还是不负责任、粗心大意等；③对自己的态度，如自信、自尊，还是自卑、自暴自弃等。

2. 性格的理智特征　指人在感知、记忆、思维和想象等认知过程中所表现出来的特征。如有人能主动观察事物，独立思考问题，认识深刻；而有人则被动应付，依赖他人，粗枝大叶，认识问题浮浅。

3. 性格的情绪特征　指人在情绪活动的强度、稳定性、持续性以及主导心境等方面表现出来的特征。如有人反应强烈、明显，难以控制，而有人则微弱、隐晦，易于控制；有人情绪易波动，甚至大起大落，而有人则情绪稳定，心平气和；有人情绪转瞬即逝，而有人则久久难以平静；有人欢乐愉快，而有人则郁郁寡欢。

4. 性格的意志特征　指人对自己行为自觉调整和控制的水平特征。如有人对自己的行为有明确的目标，有较强的纪律性和自我约束力，遇到困难坚持奋进；而有人则自制力差，放任散漫，畏难懦弱。

（三）性格与气质的关系

性格与气质的概念容易混淆，两者既有区别又有联系。

1. 区别　首先，气质是先天的，受先天遗传素质的影响，反映了高级神经活动类型的特性，无好坏之分。性格是后天的，是现实生活经历与社会环境相互作用的结果，反映了人的社会性，有好坏之分。其次，气质的可塑性较小，变化缓慢。性格的可塑性较大，环境的影响作用十分明显，虽然相对稳定，但较易改变。

2. 联系　首先，气质影响性格的表现和形成。要形成自制力，胆汁质的人往往要付出极大的努力和克制，而黏液质的人就较易形成。其次，性格在一定程度上掩盖或改造气质。胆汁质动作麻利、反应快，从体质和操作速度上来说适合医护工作，但他们急躁、缺乏耐心等气质特征就需要发展沉着冷静、耐心细致的性格来掩盖或改造。

目标检测

答案解析

一、单选题

1. 盲人失去了视觉功能，其听觉、触摸觉较常人更敏锐，这属于感觉的 （　　）

　　A. 感觉适应　　　　　　B. 感觉补偿　　　　　　C. 感觉对比

　　D. 选择性　　　　　　　E. 联觉

2. 以"直率热情，动作迅速，情绪易于冲动，缺乏耐心"为特点的气质类型是 （　　）

　　A. 多血质　　　　　　　B. 黏液质　　　　　　　C. 胆汁质

　　D. 抑郁质　　　　　　　E. 神经质

3. "人心不同，各如其面"体现了人格的 （　　）

　　A. 独特性　　　　　　　B. 稳定性　　　　　　　C. 遗传性

　　D. 整体性　　　　　　　E. 功能性

4. 古语云"忧者见之而忧，喜者见之而喜"，描述了情绪的（ ）

    A. 理智感   B. 激情   C. 美感

    D. 应激   E. 心境

二、多选题

5. 下列有关"需要"的表述，正确的是（ ）

    A. 需要具有社会性

    B. 需要是生理或心理的平衡状态

    C. 需要是个体动机产生的基础

    D. 需要是个体行为积极性的源泉

    E. 需要是由个体对某种客观事物的要求引起的

三、思考题

影响人格形成的因素有哪些？

（代景华）

书网融合……

| 本章小结 | 微课 1 | 微课 2 | 题库 |

第三章　心理发展与心理健康

PPT

◎ 学习目标

　　1. 通过本章学习，重点把握心理发展的遗传决定论、精神分析理论、行为主义理论、认知学派理论及维果斯基的文化及历史发展理论等；心理健康的定义及标准；胎儿及婴儿期、幼儿期、童年期儿及青少年期心理发展特点；青年期、中年期及老年期心理特点。

　　2. 学会正确分析不同时期人群的心理特点；具有整合多种心理发展理论的思维能力，遇到不同年龄阶段人群时，能准确分析其心理特点并予以心理健康指导。

≫ 情境导入

　　情景描述　小王是一名高一男学生，自从读高中以来，和父母的争吵越来越多，每次吵完都要把自己关在房间里。父母为此非常着急，十分不理解为什么小时候很听话的孩子，越长大越叛逆了呢？经常大人说的话都要反着来，还嫌父母啰唆，有时候气得母亲大骂："我看你是得了精神病了！"在这种矛盾冲突加剧的情况下，父母找到了班主任，希望能一起解决孩子叛逆的问题，班主任却建议孩子的父母先找学校的心理老师谈谈。

　　讨论　1. 你觉得小王同学是得了"精神病"吗？为什么？
　　　　　　2. 造成这样的原因可能有哪些？

第一节　心理发展

　　世间万物都是在不断变化发展的，无论是整个自然社会，还是人的生理心理。发展是一种不可逆的变化，变化的过程可能简单低级，也可能是复杂的量变到质变的过程。所以，我们要充分了解发展的内容和意义，在发展中找到自我成长的方向。

一、心理发展概述

（一）心理发展的概念

　　心理发展就是个体的心理过程和个性心理在一生中随年龄增长而出现的变化，是在各种先天、后天、生理、社会等因素的交互影响下，个体一生成长过程中的心理变化。从广义上来说，心理发展包括三个方面：①动物种系进化过程中的心理发展特点和变化规律；②作为同一类人的心理发生发展及其变化规律，即民族心理发展；③从出生到死亡过程中的心理变化的特点与变化规律，即个体心理发展。从狭义上来说，发展心理学是研究个体从受精卵开始到出生、成熟直至衰老死亡的生命全过程中，心理发生发展的特点和规律的学科。本章所阐述的内容，是指狭义的个体心理发展。

（二）心理的发生发展

1. 心理的种系发展　最原始、最早期的生物反应是简单机械的，随着生命形式的多样化、高等化，直到人类出现了最高级的心理反应形式即意识和自我意识。这种心理的反应形式有其独有的特点，不仅有生物性的反应，且能理解并对其意义做出反应，这些反应并不是与生俱来的，而是伴随着高级神经活动的分析综合处理，在生活中形成和发展起来的。正是这种高级的心理形式，让人能够学习更多的内容，也能自觉主动地调整自己的各种活动。

人类的心理活动不仅是个体的，还是具有社会属性的，在研究心理发展时，不能脱离社会环境的影响，特别是我们在研究语言符号在人心理发展中所起的作用时，不同的社会环境所产生的文字对人的心理有着重要的、直接的作用。语言促进了人的思维发展，无论是文字语言、肢体语言、口头语言，都对人的心理行为有调节作用，所以我们在研究人的心理的时候，既要考虑个体的独特性，又要考虑社会的共性，既要考虑行为动作的意义，又要考虑文字符号的影响。

2. 个体的心理发展　是在后天的学习生活中，随着生理的不断成熟，与社会环境交互作用中形成的个人心理特点及变化。每个个体在生理变化的同时，心理同样也发生着相应的变化。从出生到成长直至最后的死亡，每个阶段都会有某些持续性、规律性的心理特点，于是我们在研究个体心理发展的时候，将其分为不同的阶段，包括婴儿期、幼儿期、童年期、青少年期、成年期、老年期等。

心理发展是一个既连续又间断的过程，虽然每个阶段都有其独有的心理特点，但不能忽略的是，这些不同的心理特点之间是相互联系且逐步发展的，其特点包括联系性、规律性、不平衡性及差异性。

（1）联系性　个体心理发展过程中，前后的变化是具有联系性的，每一个时期所产生的心理结果都与前一时期及后一阶段有密不可分的关系。

（2）规律性　个体心理发展是按照一定规律变化的，具有一定的先后顺序，不可超越，虽然身心的发展不一定同步，但人的大脑、肢体功能发展也是遵循这种规律，由简单到复杂、由低级向高级。

（3）不平衡性　不同的个体在心理发展中都表现出不平衡性，有的机能虽然起点相同，但是发展速度不同，最终达到的状态一致，比如肢体动作；有的机能发展速度不同，最终结果也不同，比如智力；还有的机能发展始终呈现不相同的速度。

（4）差异性　个体心理的发展既有先天因素的作用，又有后天环境因素带来的改变。即使是同卵双胞胎，也不一定会成长成完全一样的人，因为环境带来的改变是巨大的。而生长在同一个环境中的人，因为有着先天因素的影响，所以也不一定会有相同的心理特性。

3. 影响因素　研究人的心理发展的过程中，学术界对影响因素有哪些以及谁起着主导作用一直争论不休。有些流派过度强调环境对个体的决定性作用，认为人的心理发展主要依赖于环境的因素，比如行为主义的创始人华生（John Broadus Watson）就曾说过："如果给我一打健康的、体态均匀的婴儿，让我在自己的特殊环境里培养他们成长，我可以把他们培养成我所选择的任一专家，医生、律师、艺术家、大商人，甚至还可以培养成乞丐加小偷，不管他的天资、爱好、脾性、能力和秉性，也不管他的祖先属于哪个种族。"同样，也有的流派过度强调人的主观能动性，比如精神分析学派认为，人的一切心理活动是源于"性"的驱动，是压抑的潜意识决定了心理的特性。但实际上，影响个体心理发展的因素既有内在也有外在，既有先天也有后天，只有充分了解各自的作用，才能正确分析个体的心理特点。

（1）遗传因素　是由父母所给的个体心理发展的基础，特别是脑的功能，如果没有遗传物质带来的生理基础，那么心理活动也将不会发生，所以说遗传因素对于个体心理发展而言是前提。有科学家利用小白鼠进行实验，将迷宫表现优秀的小白鼠交配产生子代，表现不佳的一组交配产生子代，将两组子代鼠再进行迷宫实验，差异非常明显。但在整个生长发育中，遗传因素并不是唯一的决定性因素，我们常说"三岁看老"，如果仅凭借个体的先天优势，而不努力学习，那么很有可能成长后反而平平无奇，甚至还不如同年龄阶段的人群。

（2）环境因素　在后天环境的教育影响下，先天的因素才能发挥其优势，或者获得更进一步的发展。环境可分为有目的和无目的，无目的的环境即大环境，没有预先设定与改变的；而有目的的环境则指的是教育，是为了获得某些特定性的改变而调整外界环境，通过环境的变化进而影响内在的心理表现。曾有一队探险家在丛林中发现了一个被狼叼走后抚养的孩童，虽然是人的外貌，但是却不会说人的语言，行为举止也都是狼的动作，虽然经过了一段时间适应，能听得懂人的话，也能学习穿衣、用勺子吃饭，但是智力的发展仍然处于非常落后的水平。这说明，环境对于人的心理发展有着重要的作用，虽然"狼孩"有人类的先天遗传物质，但是由于外界环境的影响，他的大脑发育受到了限制，且后期再想恢复到正常水平也是有一定困难的。

（3）个体主观能动性　在遗传的作用下，我们具有一定的心理基础，在环境的影响下，我们能做出改变。但是人是具有高级心理功能的，具有主观能动性，能够积极主动地调节自我的能力及对外界环境的选择。比如有些单亲家庭的子女，会因为父母的离异而出现自卑、不自信的心理，但是也有一些人，虽然也是经历了父母离异，却能积极主动地面对生活的挫折，从新的生活中找到幸福与成长。所以在遗传与环境之外，人的主观能动性对个体心理的发展也具有重要作用。

二、心理发展的主要理论 🄴 微课

（一）遗传决定论

遗传决定论强调先天的遗传因素在发展中的决定性意义，且是首要的影响因素。该理论的创始人高尔顿（Sir Francis Galton）认为，一个人的能力由遗传所获得，包括父母、祖父及曾祖父辈等；格赛尔则指出，成熟是第一决定因素，个体成熟的条件未达到，外界学习便是无效的。这也就是我们所提到的个体发展在每个阶段都有特定的规律，是受到生理因素的影响的。比如头部的发育是优先的，先是爬行，再直立，最后站立行走。所以他提出了一个很重要的论点，就是在教育中，我们不能只依靠家长的设想培养孩子，而是要明白每个阶段孩童的心理特点，真正遵从孩子本身的内在发展规律。

（二）精神分析理论

精神分析学派的创始人弗洛伊德是一名精神科医生，他看待问题的角度与一般人不同，所搜集研究的案例多为临床精神疾病。他在对患者进行治疗的时候，开始分析为什么会产生精神的问题，进而探讨了无意识、压抑、性等内容，弗洛伊德所撰写的《梦的解析》《性学三论》等标志着他所创立的精神分析学派及其理论正式成立。

1. 意识与无意识　在日常生活中，我们都能感知到的心理活动称为意识。但在分析神经症患者的时候，弗洛伊德发现人们在清醒的意识状态下，还存在着无法发现但时常影响人心理行为的部分，即无意识。其所包含的内容为可以被察觉、进入意识的称为前意识，而有非常大的一部分是不能被发现，且难以直接研究的称之为潜意识，探究形式包括了梦、口误、笔误等。弗洛伊德认为，无意识是人们心理活动的内驱力，是心理疾病的根源，如果要想解决患者的心理问题，就要去探索发现深藏在无意识状态中的症结，治疗方法即无意识的意识化。

2. 人格结构　弗洛伊德认为人格由本我、自我、超我三个部分构成，它们之间相互制约，相互平衡。本我，指的是与生俱来的本能，其所追求的是一切原始的冲动和欲望，其所遵循的是快乐原则。婴儿的人格结构就是以本我为主的，他们饿了就哭，困了就睡，不舒服了就喊，只需要满足本我的欲望即可。超我，是人格结构中代表道德、规范的部分，在个体的成长中逐渐内化的道德规范和社会要求。比如随着孩童的成长，他就会接受来自父母的要求与规定，会知道不能随地大小便，如果犯了错误会受到一定的惩罚，其所遵循的是道德原则。自我，指的是本我与超我出现矛盾时，所产生的一种平衡状态，它不断在二者之间协调，而这个过程中若产生了焦虑，则会出现心理防御机制予以缓解，其所遵循的是现实原则。

3. 人格发展理论　依据弗洛伊德对性的研究，他指出性不是单纯的生殖意义，而是不同阶段产生的、身体不同部位的快感。儿童身上的快感会随着成长而出现转换，所以将儿童心理依据性欲的发展分为以下几个阶段。

（1）口唇期（0~1岁）　这个时期的婴儿能够获得足够的口唇满足，比如吸吮，则足以产生安全感；相反，如果没有足够的口唇满足，则会在成长过程中出现大量与口唇有关的活动异常，比如缺乏安全感、喜欢吃，同时也会产生一些象征性的活动，如挖苦、嫉妒等。

（2）肛门期（2~3岁）　该阶段顺利度过，能形成独立的性格，无过分羞耻感；但这个时期固着，就容易表现为强迫、完美主义等。

（3）前生殖器期（3~5岁）　进入男性生殖器崇拜期，儿童可以区分两性器官的差别，且从玩弄生殖器中获得快感。在这一时期男孩发现自己的母亲属于父亲，且父亲的力量强于自身时，就不得不放弃对母亲的爱恋，这是正常的处理方式。但这种意识没有被处理而是被压抑，转入无意识后固着，则称之为俄狄浦斯情节。女性则是在发现自己没有男性的性器官时开始依赖父亲，并认为是"被阉割"而责怪母亲，其结果可能发展为正常的女性气质、女性男性化或者是神经症。

（4）潜伏期（5岁~青春期）　儿童的活动主要转移到学习上，不会有太明显的性欲波动，但是之前固着的问题仍然保留并在今后持续影响。

（5）生殖器期（青春期）　开始出现性的吸引及性心理的成熟，在之前阶段所压抑的问题可能在这个时期开始显现出来，表现为神经症或其他心理问题。

4. 自我防御机制　在人格结构理论中，所提到的本我与超我之间产生冲突的时候，机体为缓解焦虑，就会产生心理防御机制，其核心目的是保护自我不会感受到焦虑，但是随之产生的问题就是防御机制本身是否运用得当、是否符合道德标准。较为幼稚的防御机制包括否认、退行、投射等，虽然缓解了内心的焦虑，但是其所表现的行为不容易被周围人群所理解；而成熟的心理防御机制包括了幽默、升华等，虽然也是缓解焦虑，但是采用的方法是让自己和周围人都感觉容易接受的。

（三）行为主义理论

行为主义所研究的是人的外在行为，该理论源于巴普洛夫在对狗分泌唾液时所建立的经典条件反射，而后斯金纳又建立了操作条件反射，华生则将条件反射的内容作为行为学习的基础，班杜拉将行为主义的内容运用于个体的学习中。行为主义并不强调个体内在的精神力量，只关注所表现出来的可以被观察和记录的行为。

1. 华生的心理发展观　华生反对通过分析精神来推断心理内容，因为精神活动是不可被测量和记录的，心理学要研究的一定是客观的行为而不是意识。他指出，心理就是行为，研究人的心理就是研究人的行为，并且行为是可以纠正的，这也是教育的基本过程。因为教育就是条件反射的建立或消退，通过教育可以改变人的行为，进而改变人的心理内容。华生指出，行为规律存在频因律和近因律，频因律是指一个特定的刺激引起的特定反应，每发生一次联结就加深一次；近因律是指最后发生的刺激效果可能比之前的都强，总体来说，就是刺激的发生次数与发生前后都会影响联结的效果。

华生不仅反对研究意识，还指出遗传物质对人的影响也只限于提供发展的物质条件，对于个体心理发展没有任何作用，在环境中所建立的刺激－反应是个体心理发展的唯一原因，即使是儿童，在生长发育中原先没有的行为，通过条件反射的建立，就会出现新的行为。

2. 斯金纳的心理发展观　斯金纳将刺激－反应区分为应答性行为和操作性行为。应答性行为指的是行为的反应是由已知刺激引起的，而操作性行为则是自发性的行为反应。比如巴普洛夫对狗唾液分泌的操作就是应答性的,是预先设计的行为链接,目的就是建立刺激引起唾液分泌;而斯金纳在将小鼠放入实验盒中所获得的行为是未知的,小鼠是在不断摸索操作中建立刺激 – 反应的。

在研究强化的时候,斯金纳认为,如果在一个行为出现后马上予以强化刺激,那么这个行为之后出现的概率就会增加,并且可以通过强化物实现行为的控制。而强化可分为正强化和负强化,即强化的出现是增加好的行为还是增加不好的行为。正是发现了强化对学习效果的影响,斯金纳创立了一套教学模式,通过将学习分解成具有逻辑的小单元,对每个单元予以强化,以获得整体的进步。

3. 班杜拉的心理发展理论 班杜拉的社会学习理论指出,社会行为的习得除了强化外,还可以从榜样的学习中获得,即观察学习。正是这种学习方式让人们可以快速地学习社会中大量的、复杂的行为方式,当然也包括不良行为的学习,学习的过程中还会出现替代强化以及自我强化。社会学习理论让社会开始思考,儿童所能接触到的各种行为是不是会对其心理发展起到负性的作用?虽然这些内容并不是预先设计好的或想要获得的行为,但是儿童仍然可以通过观察学习获得所看到的行为。比如在观看动画片时,如果某些负性行为(比如摔打、破坏)反复刺激,儿童可能会通过模仿学习获得这种行为。

(四)认知学派理论

皮亚杰所创立的认知发展阶段论,对研究了解儿童智力发展有很大的推动作用。他认为人的心理发展既不是先天成熟,也不是后天环境,而是在适应环境过程中产生的。他认为,智力的发展内在动力是失衡,是在追求恢复平衡的过程中产生了适应,并促进了智力的继续发展。而智力的发展是具有质的差异的连续阶段,前一阶段是后一阶段的基础,并与年龄相联系。图示指的是个体已有的对环境做出某种反应的心理机能组织形式,认知的发展实质上是认知图示的不断建构过程。

1. 感知运动阶段(0 ~ 2 岁) 儿童通过感知动作图示认识世界,会有一系列的探索性动作,包括反射练习、动作习惯、有目的动作、图示的协调、感觉动作等,是智慧的萌芽阶段。

2. 前运算阶段(2 ~ 7 岁) 儿童可以利用表象符号代替外界事物,具有一定的逻辑性,但因无法摆脱自我中心,所以思维具有刻板性和不可逆性。

3. 具体运算阶段(7 ~ 11 岁) 儿童可以开展完整的逻辑思维活动,但不能对假设进行思维,具有可逆性和守恒性。

4. 形式运算阶段(12 岁以上) 也称逻辑运算阶段,个体能对事物展开抽象的、稳定的逻辑思维,具有一定的全面性和深刻性,与成人思维形式接近。

皮亚杰认为影响儿童认知发展的基本因素包括:①生理成熟,是认知发展的前提,为发展提供了可能;②环境因素,包括外界环境的刺激以及个体对刺激产生的经验反应;③平衡调节,是个体内部的影响因素,对认知发展起关键性作用。正是这样阶段性的理论让人们认识到儿童在不同的年龄阶段有不同的图示,所以在研究个体心理发展的时候要以认知发展的阶段性特点为依据,展开适合年龄阶段的教育。

(五)文化–历史发展理论

前苏联心理学家维果斯基对心理个体的发展及种系发展有着深入研究,他建立文化 – 历史发展理论,以区别人类与动物之间的高级心理机能,主要的影响因素是来自社会环境的发展,而教育教学则是重要的促进手段,并提出"教学要走在学生的前面"的重要观点。如果要引导学生更好地发展,就要找到"最近发展区",即高于但接近学生心理发展水平的教学程度,如果能够抓住学习的"最佳期限",并采取适当教育,就能促进其心理发展。

第二节 心理健康

一、心理健康概述

健康最早的概念是"身体没有疾病和营养不良以及虚弱的状态",但随着健康概念的不断完善,越来越多的人认为心理健康应该被纳入健康的重要范畴中。那么心理健康到底指的是什么呢?在世界心理卫生联合会的定义中,心理健康指的是"身体、智力、情绪十分调和,适应环境、人际关系中彼此能谦让、有幸福感,在工作和职业中能够充分发挥自己的能力,过着有效率的生活"。而马斯洛将心理健康概括为十个方面:一是有充分的自我安全感;二是有能充分了解自己,恰当评估自己的能力;三是生活理想切合实际;四是不脱离周围现实环境;五是能保持人格的完整与和谐;六是善于从经验中学习;七是能保持良好的人际关系;八是能适度地宣泄情绪和控制情绪;九是在符合团体要求的前提下,有限度地发挥个性;十是在不违背社会规范的前提下,能适当地满足个人的基本需求。

众多学者对心理健康都有自己的定义,可概括为:个体有着完善的人格特征,认知、情绪、意志处于协调统一状态,对当前和发展的社会环境具有良好的适应功能。

二、心理健康的标准

心理健康目前没有统一的标准,但是综合起来具有以下几个方面。

1. 智力正常 是心理健康的首要标准,智力的分布符合正态分布曲线,而低于正常智力值的个体在对外界事物的认知与理解中势必存在异常。

2. 能控制情绪 情绪是个体是否得到满足的表达,即使是不良的情绪也是人的正常反应。但是心理健康的人能够很好地控制自己的情绪,及时地调整因需求没有得到满足而出现的情绪波动,用自己的能力为之努力;而心理不健康的人则沉浸于情绪的痛苦中无法自拔,影响日常生活及周围人群。

3. 行为表现正常 做出符合自己年龄的行为是心理健康的指标,比如一位50多岁的阿姨只要家人不满足自己需求,就以哭闹、满地打滚的形式表达情绪,这种行为就反映了心理上的问题。但是要与一些"圆梦"行为相鉴别,有些老年人一辈子没有出过远门,离退休后突然和家人说想要自驾游,这并不能说明心理出了问题,要结合实际情况予以处理。

4. 坚强的意志 意志是人能否克服困难实现既定目标的重要部分,心理健康的人拥有坚强的意志力,即使遇到困难产生痛苦,也能克服困难,调节情绪,依靠自身的努力最终获得成功。

5. 和谐的人际关系 人际关系在心理健康中有着重要的地位,人具有社会属性,每一个人都会产生人际需求,良好的人际关系可以帮助个体获得心理支持力量,在遇到困难时共同面对,但不良的人际关系则会导致心理问题的产生。

6. 有明确的生活目标 在生活中,目标所带来的是需求和动机的产生,是各种行为和内驱力的源泉,也是对生活的各种追求。

7. 能动的适应与改变环境 个体与环境的相互作用,激发了内在的潜力,心理健康的人能够利用外界环境提升自我,比如在遭遇挫折时能够转变思路重新思考与处理,使得"危机"变"新机"。

8. 能正确认识并评价自己 人能否正确认识自己非常重要,孔子所说的"三省吾身",就是不断地去认识了解自己,防止在社会环境与人际交往中迷失自己。

9. 人格完整统一 还有一个很重要的特点就是人格是否完整,每个人的人格都不相同,也没有好坏之分,但前提是人格的统一性,如果出现了人格的分裂或是人格的障碍,则是心理不健康。

当然，心理健康或许还有其他标准，又或者没办法完全符合标准，但人是具有主观能动性和自我成长性的，在发现问题时能够及时寻求帮助，予以纠正和治疗，这也是心理健康的一种表现。

💡 素质提升

加强心理健康体系建设，促进全民身心健康发展

心理健康越来越受到重视，生物－心理－社会的医学模式也影响着人们对健康的评估。中共中央、国务院印发的《"健康中国2030"规划纲要》中提到："加强心理健康服务体系建设和规范化管理。加大全民心理健康科普宣传力度，提升心理健康素养。加强对抑郁症、焦虑症等常见精神障碍和心理行为问题的干预，加大对重点人群心理问题早期发现和及时干预力度。加强严重精神障碍患者报告登记和救治救助管理。全面推进精神障碍社区康复服务。提高突发事件心理危机的干预能力和水平。到2030年，常见精神障碍防治和心理行为问题识别干预水平显著提高。"这说明了国家对心理健康的重视，及心理健康对人类大健康发展的重要意义。

第三节　不同年龄阶段的心理健康

一、胎儿期及婴儿期心理健康

怀孕初期，胎儿的神经系统就开始发育，随着孕育周期的增加，胎儿的各种感知觉也在不断发展，胎儿有情绪、习惯、行为，在子宫内就有一定的条件反射建立，所以越来越多的人开始重视"胎教"，通过有针对性地对胎儿展开刺激训练，比如光照、声音、抚触等，促进神经系统的成熟发育。

胎儿期及婴儿期（0~3岁）的心理特点包括：①生理上的生活形体由共生转为独立生活，自出生后就要独立地适应外界环境；②自身的软弱性与发展的巨大潜能，虽然他们对环境的适应力很弱，但是具有极大的成长潜能，发展的速度也是非常迅速；③个体心理发展的起点，出生后不久即将出现条件反射，可见于吸吮、寻找乳头等。

（一）婴儿期的活动发展

随着婴儿的快速生长，大脑与身体各部分结构都在不断地变化发展，正是这种变化带来了婴儿各种活动动作的增加与完善。最明显的是产生各种动作，包括行走、跑跳的全身大动作，以及手的精细－适应性动作。手的抓握动作为婴儿提供了认识事物的重要途径，也使手成为一种工具，可以表达语言意义。独立行走在这个时期为婴儿扩大了认知范围，将探索世界由被动转为主动，也增加了与周围人交流的机会。动作发展遵循的原则如下。

1. 首位原则　指婴儿动作发展是从头到脚，从上到下，先学会抬头转头，再学会翻身与坐，最后才是站立与跑跳。

2. 近远原则　指发展的方向从身体中心向外周增加，即先头肩活动再手臂手指。

3. 大小原则　指动作发展从大的活动向精细的小活动发展，比如想要拿东西的时候先是用手掌去拍，成熟后才会用手指配合去握。

动作的发展帮助婴儿建立良好的心理发展，一方面，动作的产生源于大脑的不断成熟，所以动作的正常建立也标志着大脑功能的健全；另一方面，动作也为婴儿带来了连接和探索外界环境的渠道，可以通过动作活动刺激，并将刺激反馈给大脑，激发大脑进一步的发展。

（二）婴儿期的认知发展

1. 感知觉　是婴儿最先发展的重要部分，出生时各种感觉就有了明显的表达，比如对光的反应、对声音的追踪以及味觉嗅觉的活动。知觉则包括了空间知觉和时间知觉的发生发展，空间知觉包括形状知觉、深度知觉和方位知觉，特别是在视觉悬崖实验中发现，6 个月的婴儿具备了深度知觉，能够对周围环境进行观察和选择，并且喜欢具有形状和意义的图形。时间知觉在这一阶段发展还未成熟。

2. 记忆　是婴儿注意的体现，也是条件反射发生的原因。婴儿一开始先出现再认，1 岁左右开始出现回忆，之前的无意记忆很难保持，慢慢开始出现动作记忆、情绪记忆、形象记忆等，并受到刺激物特征、知识经验及言语发展的影响。

3. 语言　是人类社会的产物，是人与人沟通的符号中介，语言的掌握与运用也是婴儿大脑发育的表现，大约到 1 岁婴儿才能真正掌握第一个有意义的词，这之前称为"前语言期"。随着获得的词汇量不断增大，婴儿开始运用词语来表达自己的想法，3 岁左右掌握的词汇量达 1000 左右，发音具有简单连续性，出现双词句，比如会说"妈妈抱""宝宝饿"等，其口语语法基本已掌握，能使用完整的句子。

4. 思维与想象　在婴儿阶段是发展比较晚的，新生儿并没有想象和思维的能力，约 3 岁才开始有零碎的想象片段出现，而思维的发展依赖动作的进行，通过模仿和情景再现来完成某些新的行为，但是这一阶段开始出现思维的间接性和概括性的萌芽，为后续思维发展奠定基础。

（三）婴儿期的个性与社会性发展

婴儿已经具备一定的情绪情感，这也是与外界沟通交流的重要渠道，他们可以表达积极、快乐的情绪来获得自己想要的，也可以通过消极、负面的情绪来表达自己不想要的，但是这两种情绪的变化更多来自生理需求的满足。

婴儿期的依恋是婴儿与抚养者之间的情感连接，对于儿童安全感、信任感的形成有重要作用。鲍尔比将婴儿依恋分为 3 个阶段，包括 0～3 个月的无差别社会反应阶段、3～6 个月有差别社会反应阶段以及 6 个月～3 岁的特殊情感联结阶段，特别是对母亲的情感联结，如果这时候没有正确处理母亲离开时产生的焦虑，则不利于安全感的形成。艾斯沃斯将婴儿的依恋类型分为安全型依恋、回避型依恋和反抗型依恋，安全型依恋的孩子长大后社交焦虑较低，而后两种不安全型依恋的孩子更容易产生消极挫败感。

每个婴儿都有自己的个性特点，有的婴儿热情激动喜爱活动，也有的婴儿安静沉稳不爱活动，所以在抚育不同婴儿时，既要依据年龄发展的特点，又要了解他们的个性特点，在顺应个性的前提下提供良好的家庭教育环境，陪伴孩子健康成长。

二、幼儿期心理健康

（一）幼儿期的活动发展

在幼儿期（3～7 岁），快速发展的大脑促使幼儿的身心都得到进一步提升，相对于婴儿，幼儿的大脑功能兴奋性与抑制性增加，日间清醒时长逐渐增加，不再需要长时间的睡眠。日间的兴奋刺激能够进一步促进幼儿大脑的各种功能发育，伴随身高体重的成比例增长以及各大系统功能的完善，精细动作开始逐渐协调，比如可以学习扣扣子、使用筷子，也会完成一些技术性的学习，比如打鼓、拍球、跑跳等，还能够逐渐控制自己身体的平衡。虽然力量还有一定差距，但控制力已有明显的提升。

这一时期的主导活动是游戏，有许多学者提出了游戏对幼儿的意义，精神分析学派认为游戏是潜意识的释放，可以修复精神的创伤。认知学派则认为游戏是儿童认知能力发展的重要途径，在游戏中可以复刻已有经验以及尝试创造新的经验。无论是哪种游戏理论和游戏设计，都说明了游戏在幼儿阶段的重要地位，幼儿园教育中，我们要充分发挥游戏对儿童的积极作用，设计有促进作用的有益游戏，比如角色扮演、区域构建、情景表演、音乐演唱等，也可以不设限地让幼儿创造自己的游戏世界，促进其心理的健全发展。

（二）幼儿期的认知发展

这一阶段的儿童认知发展非常活跃，思维活动具有自我中心性、不可逆性和刻板性。自我中心性指的是幼儿在此阶段所想的内容都是以自己为中心的，认为所有人事物都是围绕他而存在，这也导致了他们在认识外界事物时只能有一个注意点，比如吃饭时只能注意到勺子上的饭要放进嘴里，却没有注意到饭太多了会掉到桌子上；不可逆性则是幼儿的思维还不能倒回去验证；刻板性则是表现在思维的不灵活性，不能辩证发展地去看待世界的变化，思考问题时仍然用当前状态去理解。

虽然幼儿的认知发展还不完整，但是在这阶段抽象逻辑思维已经开始萌芽，可以有一些因果关系的思考。同时具体形象思维成为其主要特点，比如在学习数学时，如果书上显示"2 + 4 = ?"，幼儿理解不了题目的意思，但是如果表述是"2 个苹果和 4 个香蕉，一共有多少个水果"，孩子就能理解 2 个苹果 + 4 个香蕉 = 6 个水果。

（三）幼儿期的个性与社会性发展

此阶段，幼儿开始意识到自己的存在，即自我意识的萌芽，开始思考"我是谁?""我喜欢什么?"等自我的概念，并伴随着自我评价、自我体验及自我控制的不同步发展。在 3 ~ 4 岁的时候开始出现第一逆反期，这时候幼儿的自我意识增强，并开始想要主导自己的世界。当询问"你叫什么名字?"时，幼儿能明白问题的意义，并回答"我叫××"，也能开始区分男孩和女孩的不同，比如男孩喜欢蓝色、玩具枪，女孩喜欢粉色、布娃娃等，这些心理特性的发展为将来性别的稳定性与恒常性奠定了基础。

三、童年期心理健康

（一）童年期的活动发展

童年期（6 ~ 12 岁）的大脑及身体机能进一步发展，儿童可以跑得更快、跳得更高，他们的肺活量也显著增加，各种体育技能都可以很好地学习和掌握，这就为这一阶段的主导活动——学习，奠定了基础。童年期的学习更多以兴趣激发为动机，过程中多为间接经验，可以从所学知识中提取间接的内容作为自己的经验。同时教与学是一种双向的活动，教师授课传递知识给学生，而学生的学习受到了教学活动的制约。儿童在校园中除了学习知识外，还开始学习"如何学习"，也就是掌握学习的方法。学习本身可以促进童年期的个性与认知发展，而学习过程中，学校的社会团体属性又促进了儿童社会性的发展。

（二）童年期的认知发展

童年期的认知发展处于具体运算阶段，具有用意象、符号等进行类逻辑和关系逻辑运算的特点，这一时期的思维具有"飞跃"期。相比起前一阶段，认知活动具有守恒性与可逆性，由具体形象思维向抽象逻辑思维过度，认知活动呈现内化性，比如儿童的运算可以在大脑中完成，不需要真的去实现这个操作。童年期的推理能力也有一定发展，但相对于演绎推理和归纳推理，类比推理的发展还有一定局限性。这一时期创造力的发展也是非常迅速的，包括创造性想象和创造性思维，小学阶段的儿童已经能通过对表象的加工，创造出具有想象性的内容，所以教学中可以有意地引导儿童对事物展开想象创作，激发其创造性想象和思维的发生。

（三）童年期的个性与社会性发展

本阶段，儿童开始有明显的男女意识区分，在日常的学习活动及游戏娱乐时，会形成同性团体，有意地回避异性。他们很希望在学习中获得来自教师、家长的肯定，所以在日常学习中能够获得老师的肯定及家长的鼓励，会强化其学习积极性与勤奋性。但是如果经常体验到的是学习的痛苦与挫折，则会产生自卑感，甚至放弃学习。

这一时期的社会性行为包括了儿童间的小团体、学生与老师之间的关系以及儿童与父母间的关系。团体之间的关系建立更为复杂，儿童开始有了一系列同伴交往的技能，并开始形成较稳定的同伴关系。而教师对儿童的影响在这个阶段是巨大的，一个好的老师能积极引导儿童的人生发展，同时老师也会被学生所选择，表现出一定的喜恶。虽然在此阶段儿童有了同伴和教师的关系建立，但是父母对他们的影响仍然很大，从行为主义的观点来看，父母的行为会被孩子所学习，为他们的人格形成提供原型。所以父母如果想让孩子能够有良好的学习习惯和人际能力，不应用各种标准去强行要求孩子，而是用实际行动做给孩子看，让孩子通过学习获得成长。

四、青少年期、青年期心理健康

（一）青少年期、青年期的活动发展

青少年期（13~18岁）青春期个体生理发生了巨大的变化，无论是男生还是女生，身高、体重都明显增加，各项指标发育迅速，生理机能越来越接近成年人，但随之而来的问题是心理的成熟远跟不上身体的发展。所以这一时期最大的矛盾就是生理成熟与心理成熟的不匹配，个体从生理上感觉自己是一个成年人，会用各种成人的标准来要求自己，但实际上心理的能力还远没有达到成年人的标准。青年期（18~35岁）开始获得恋爱、婚姻等关系建立，也包括家庭、社会中各种角色的扮演。

（二）青少年期、青年期的认知发展

这个时期的思维具有逻辑性与系统性，但受到社会环境及经验限制，对事物的处理能力及思维的深刻性和广度还有待提高，思维已经具有独立性与批判性。他们能够运用策略去发现解决问题，从多个角度去看待同一件事物。所以对待这一时期的个体，要尊重他们对问题的看法与认识，明白他们有问题处理的能力。

（三）青少年期、青年期的个性与社会性发展

青少年与父母的关系没有之前那么紧密，他们开始有自己的秘密，并且不愿意和父母分享。父母也不知道如何与他们交流。他们还要处理与异性之间的情感，应对生理变化带来的冲击。有些家长对于孩子的求助选择忽视，或是在他们出现问题时进行责骂，这都是不利于青少年心理成长的。个体在这一时期需要建立良好的社会关系，也需要从各种社会活动中获得自我的肯定与认同，处理好了青春期的心理问题，才能顺利地进入青年期，有能力应对社会中的各种挑战，用自身的创造力、思维逻辑能力解决各种问题，促进个体进一步成长。

五、中年期心理健康

（一）中年期的活动发展

中年期（35~59岁）的生理变化是从鼎盛走向衰退，随着年龄的增加，身体的机能逐渐地表现出老龄化的特征，还可能有一些躯体的疾病出现，个体虽然能够继续在社会中创造价值，但是开始注意到身体功能的衰退，从而逐渐调整自己的行为习惯。这一时期有着独特的标志——"更年期"，更年期的身体变化更为明显，个体可能会因为身体上的不适而产生各种心理问题，特别是女性在更年期由于激素水平的改变，直接导致情绪的波动，同时各种社会活动也受到影响。

（二）中年期的个性与社会性发展

这个时期的个体有着稳定的人格及情绪情感，他们已经在社会中积累了丰富的知识经验、学习了社会的各种技能，并在社会当中担任着许多重要的岗位。他们的思维能力、逻辑能力都处于较高的水平，特别是运用已有经验去处理复杂问题时，显得比青年人更有优势。但是这一阶段的个体由于对自己认识的偏差，仍然用青年的标准要求自己，却忽略了身体逐渐衰退所带来的记忆力、注意力、操作能力的下降。所以这一年龄阶段的人群，应该要学会正确地认识自己，给予适当的压力和工作任务，正确分析自己的各项能力及岗位适应性。

这个时期个体要承担家庭及社会的多项责任，包括对父母的赡养、对子女的教育等，同时在工作中也起到了承上启下的作用，而正是这种中心轴的位置让他们变得紧张和疲于应付。所以中年期的心理健康，是要学习如何转换多种社会角色，可以通过与工作伙伴商议问题、与家人探讨矛盾处理以及调整目标的方法，建立良好的心理状态。

六、老年期心理健康

（一）老年期的生理发展

老年期（60 岁至死亡）没有明显的生理发展，各项生理功能都开始衰退，他们可能因为新陈代谢的改变而减少饮食，同时因为咀嚼功能的退化而出现进食困难，又由于心血管压力的增高，导致各种疾病如高血压、肾病的发生。生理变化是老年人非常重要的心理问题来源，分析老年人心理健康时，不能忽略身体衰退及身体疼痛所带来的影响，有时候正是这些因素导致了老年心理问题的产生。

（二）老年期的认知发展

老年期的认知变化是巨大的，他们的社会性活动明显减少，适应能力跟不上周围环境的快速变化，这种不匹配导致了他们精神情绪的痛苦。老年人的各种感知觉，包括视觉、听觉等的衰退非常明显，记忆力也现了明显的下降，但是更多的是对新事物的记忆衰退，而对于那些几十年前的记忆却印象深刻。智力受到非常多因素的影响，有一些老年人表现出头脑清晰、思维敏捷，但是另一部分老年人则出现思维紊乱、认知障碍，要根据实际情况进行分析。

（三）老年期的个性与社会性发展

老年期的情绪情感受个体生活状态的影响。老年人从原先工作岗位上退下，就容易产生自我的无用感及消极否定感，会出现突然无事可做的情况，对身边的事也提不起兴趣。所以老年人极易产生孤独感，他们会开始缅怀曾经的那些人或事，他们的情绪情感体验深刻而持久。同时老年人极度关注自己的身体健康，其中一部分的心理问题源于对自己身体健康状况的担忧。老年人的人格较稳定，但有些无法适应老年期的个体可能在这一时期表现出人格改变，由原先的和蔼可亲在退休后突然变为尖酸刻薄。当然，要先排除大脑病变所引起的人格变化。

在这一阶段，老年人需要直面他们最关心的一个问题——死亡。死亡是个体都无法避免的话题，只是在其他阶段对死亡的关注还没有老年期这么高。有些老年人对死亡过度恐惧，过度担心自己的身体情况，反而加重了心理负担，产生焦虑、抑郁等心理问题。有些老年人能够坦然接受自己的衰老及即将到来的死亡，在老年期乐享生活。所以不同的认知方式会为老年人带来不同的问题处理方法，个体应当学习在这一阶段调整好自己的认知与情绪，充分享受老年慢生活所带来的舒适及另一种成长，在人生的最后阶段，活出属于自己的精彩晚年生活。社会也应当给予老年人更多的关注，包括躯体疾病治疗的支持、生活环境便利的支持以及社会各界关心陪伴与爱的支持等。

目标检测

答案解析

一、单选题

1. 下列选项中，不属于心理发展特性的是（　　）

   A. 联系性　　　　　　B. 跳跃性　　　　　　C. 不平衡性

   D. 差异性　　　　　　E. 规律性

2. 根据弗洛伊德的理论，俄狄浦斯情节发生在（　　）

   A. 口唇期　　　　　　B. 肛门期　　　　　　C. 前生殖器期

   D. 潜伏期　　　　　　E. 生殖器期

3. 以下关于皮亚杰认知发展阶段的描述，正确的是（　　）

   A. 具体运算阶段的儿童可以开展完整的逻辑思维活动

   B. 感知运动阶段的儿童思维具有刻板性和不可逆性

   C. 前运算阶段是智慧的萌芽阶段

   D. 形式运算阶段的儿童还不能进行逻辑运算

   E. 最终达到的结果是认知的完全开化

4. 以下对心理健康的描述，正确的是（　　）

   A. 心理健康就是没有精神疾病

   B. 心理健康只有少部分人能做到

   C. 心理健康的人不会有负性情绪

   D. 心理健康是一种理想状态

   E. 心理健康的人认知、情绪、意志处于协调统一状态

5. 在幼儿期最重要的活动是（　　）

   A. 学习　　　　　　　B. 大脑发育　　　　　C. 游戏

   D. 运动　　　　　　　E. 练习使用筷子

二、思考题

刘大爷今年60岁，5月份从工作岗位上退休，一开始还高高兴兴地准备享受退休的闲暇生活，可是近1个月以来，他总是唉声叹气的，每天醒了还是躺在床上不肯起来。子女希望他能报个旅行团去散散心，他要么不理人要么发脾气。老伴劝他去跳跳广场舞，他也不去。家人又急又气，也不懂是发生了什么事。

请问：1. 刘大爷处于个体心理发展的哪一个时期？

　　　2. 这个时期有什么样的典型心理特性？

（杨　珺）

书网融合……

本章小结　　　　　　微课　　　　　　题库

第四章　心理应激

PPT

学习目标

1. 通过本章学习，重点把握心理应激的概念和相关理论，应激源的分类，导致心理应激的各种中介机制；理解表现在生理、心理、行为上的应激相关反应；了解常见的应激相关障碍及应对方式，应激相关障碍的致病因素和临床表现。

2. 具有对应激相关障碍的患者进行共情的能力；在对患者进行矫治时，能够重点关注心理社会因素在疾病转归过程中的作用。

情境导入

情景描述　患者，男，55 岁，2 年前被诊断为心绞痛型冠心病，有冠心病家族史，其母 30 年前死于突发心肌梗死。前日，因工作和同事争吵后，心绞痛加重入院治疗，医生诊断后建议进行心脏搭桥手术，并告知了手术风险，患者反复思考医生的话，又想到了去世的母亲，认为自己凶多吉少，时日无多，以致夜不能寐。

讨论　1. 结合应激理论分析患者的应激反应。

2. 请指导患者该如何应对这种情况。

第一节　心理应激概述

一、心理应激与应激源

（一）心理应激

应激（stress）一词的本意是压力或者负荷，是指个体面临或觉察到环境变化对机体有威胁或挑战时做出的适应性和应对性反应的过程。20 世纪初有人将其引入了生理学，用来表示超过一定阈值后破坏机体平衡的一切客观或情感刺激。

应激是解释行为和社会因素在健康和疾病中作用的重要机制，是医学心理学中的重要内容。在现代社会，应激成为生活中既不可避免、又不可缺少的部分，正如加拿大生理心理学家塞里（Selye）所说："没有应激就没有生活。"应激永远都不会消失，就像呼吸一样，如影随形，只是性质与强度不同而已。应激是一种适应，能激发人的动机和潜能，从而更好地迎接挑战，并在不断迎接挑战的过程中走向成熟和取得成功。

人人都有过应激的体验。考试失败的难过沮丧，发表演讲时的面红耳赤，等待面试结果时的坐立不安，参加篮球比赛时的精神振奋等。掌握心理应激对机体的影响不但有助于认识心理社会因素在疾病发生发展过程中的作用规律，还在维护个体心理社会因素的动态平衡，降低各种心理社会因素的负面影响等方面有重要意义。

（二）应激源

应激源（stressor）是指能够引起个体应激的机体内、外环境刺激。生活中有大量的刺激因素，这些因素能否成为应激源，关键在于机体与刺激物之间的相互作用，即机体是否察觉到威胁。如果机体感到了刺激源的威胁，则构成应激性情境，导致身心做出反应，即所谓机体输入应激源；如果个体未察觉到威胁，对此特定的个体而言，一般不构成应激性情境，不产生应激反应，则该刺激就不是应激源。根据应激源的内容和性质将其分为以下 4 种类型。

1. 躯体性应激源　指直接作用于躯体而产生应激反应的刺激，包括理化因素、生物学因素，如过高或过低温度、噪声、疾病等。

2. 心理性应激源　指人们头脑中的某些紧张性信息，如各种心理冲突和挫折情境，人际关系的紧张、不和睦、焦虑、恐惧和抑郁等多种消极情绪以及不切实际的凶事预感等。在心理性应激源中，挫折和心理冲突是最重要的两种。

3. 社会性应激源　指个体在生活中遇到的不可避免的自然灾害、社会动荡以及强烈生活变化。社会应激源可以分为两类：①重大事件，是指各种自然灾害和社会动荡，包括各种突发公共事件如战争、动乱、疫情、重大政治经济制度变革等；②生活事件，指正常生活中经常面临的各种问题，如亲人突然亡故、夫妻感情破裂、工作挫折、面临的挑战等，是造成应激并可能进而损害个体健康的主要因素。

4. 文化性应激源　指因语言、文化、生活方式、风俗习惯、宗教信仰等变化而引起心理应激的刺激或情境。当一个人由一个民族聚居地（一个国家或一种语言环境）迁移至另一个民族聚居地（另一个国家或另一种语言环境）时，就会面临生疏的文化环境的挑战，就有可能产生对新环境的不适应，产生适应和应对的需要和心理应激反应。迁居异国他乡，文化性应激源对个体健康的影响往往持久而深刻。

二、应激的相关理论

（一）生物应激理论

当个体经历了恐怖的事件后会出现心跳加快、呼吸急促、身体发抖和脸色煞白等反应。生物应激理论着眼于探讨应激的生理反应，其主要代表人物是坎农（Canon）和塞里（Selye）。

1. 战斗 - 逃跑反应模型　坎农在 1929 年提出了最早的应激理论：战斗 - 逃跑反应模型。坎农认为，机体在面对环境变化时会保持内环境的稳定，称作"内稳态"。个体在觉察到一个威胁时，通过交感神经系统和内分泌系统的作用，被迅速地激活和唤醒，这样的生理反应使得个体能够对抗威胁或者逃跑。坎农指出，这种或战或逃反应一方面是适应性的积极反应，因为它动员个体对威胁快速做出反应，重新达到内稳态；另一方面，这种高唤醒状态的应激反应也可能因为持续时间过长，损伤个体的生理功能而危及健康。

2. 一般适应综合征模型　塞里于 1956 年提出了应激的一般适应综合征（the general adaptation syndrome，GAS）模型，指出个体在面临应激源时，会调动自身的能量做出反应。而且不管应激源是什么，个体都会出现同样的生理反应模式，即这些生理反应是非特异性的。一般适应综合征包括 3 个阶段。

（1）警觉期（alarm stage）　是指机体在面临应激源时，通过下丘脑—垂体—肾上腺皮质轴的活动，动员全身的能量做出反应。

（2）抵抗期（resistance stage）　是指机体努力去适应应激源，与威胁处于对峙状态。生理唤醒有所下降，但仍保持比正常要高的水平。

（3）衰竭期（exhaustion stage）　是指当应激源继续存在，抵抗持续下去，自身的生理资源消耗殆尽，就会发生衰竭。此时，机体便会被自身的防御力量所损害，结果导致了疾病的发生甚至死亡（图 4-1）。

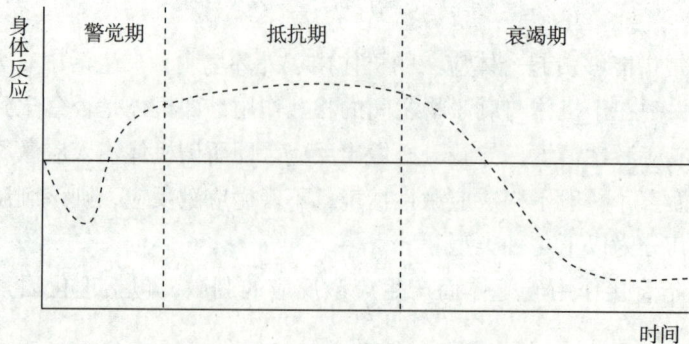

图 4 - 1　一般适应综合征模型

但是，塞里的应激理论忽视了心理和社会因素在应激产生中的作用，他认为只有在一般适应综合征发生的过程中才会出现应激，而实际上，人们对应激性事件的期待也会导致应激。

总之，生物应激理论在应激领域一直有重大影响，成为其他领域学者探寻疾病发生机制的重要学说。

（二）社会应激理论

与生物应激理论关注应激的反应不同，社会应激理论关注的是引起应激的刺激，尤其是社会环境中的刺激，即所谓"事件"。其代表人物有霍尔姆斯（Holmes）、郝洛德（Holroyd）和杜伦温（Dohren-wend）等。

20 世纪 40 年代，心理学家们注意到战争、丧偶等重大社会生活事件对人们的生理和心理会产生毁灭性的打击。郝洛德于 1979 年将应激定义为：应激是需要个体耗尽可能的资源、做出不寻常反应的任何环境事件。杜伦温于 1981 年指出，个体在环境中遇到的应激性事件的数量和严重性可以预测个体的健康水平。

社会应激理论着重探讨社会环境中事件的数量和性质与健康的关系，在现代社会到处都是、随时都有潜在"事件"的今天，探讨众多"现代化"疾病发生的原因对于维护和增进健康依然具有现实意义。当然，社会应激理论也有许多不足，比如忽视了个体认知评价的作用。

（三）心理应激理论

心理应激理论又称应激的交互作用理论，是拉扎勒斯（Lazarus）于 1976 年提出的。他认为，应激是以认知评价为核心的个体与环境的交互作用过程。在这个过程中，个体把环境事件评价为有害的或有威胁的，就会损耗个体的适应性资源，导致个体的心身紧张。在拉扎勒斯看来，应激既不是环境刺激，也不仅仅是一种反应，而是当事件和责任超过了人应对能力的范围而产生的心身紧张状态。因此，在应激条件下，个体以整合的方式对应激源做出反应，这些反应，既有生理层面的，也有心理层面的。个体对事件的认知评价、应对以及个体的身心特点等其他因素在应激源与应激反应之间起着重要的中介作用。

拉扎勒斯的心理应激理论着眼于个体与环境的交互作用过程，而且强调认知评价在其中的重要中介作用，解释了为什么个体面对相同应激源时会产生不同反应。

第二节　心理应激的中介机制 ℯ微课 1

一、生活事件

生活事件（life events）指发生在个体身上的来自心理、社会、文化和生物的各种刺激。生活事件的内容很广，许多事件还相互牵扯交织在一起，要做出准确而又避免重复的分类较困难，因而目前各种生活事件评估量表对事件的分类也不尽相同。以下几类仅是从现象学角度对生活事件进行归类。

1. 工作事件 很多现代化的工作环境或工作本身就具有极强的紧张性和刺激性，易使人产生不同程度的应激。如长期从事身处极端环境的工作、需要高度注意力集中和消耗脑力的工作、长期远离人群的工作、高度消耗体力或威胁生命安全的工作、经常改变生活节律无章可循的工作等。

2. 家庭事件 这是日常生活中最常见的应激源。失恋、夫妻关系不和、两地分居、外遇、离婚、亲人患病、配偶死亡、本人患病、受伤、分娩、手术、子女管教困难，有长期需要照顾的老年人、残疾人、瘫痪患者或是家庭成员之间关系紧张等，都可成为长期慢性的应激事件。

3. 人际关系事件 包括与领导、同事、邻居、朋友之间的意见分歧和矛盾冲突等。

4. 经济事件 包括经济上的困难或变故，如负债、失窃、亏损或失业等。

5. 社会和环境事件 每个人都生活在特定的自然环境和社会环境中，自然和社会环境的变化，包括自然灾害、战争和动乱、社会政治经济制度变革，工业化、现代化和都市化所带来的各种环境污染、交通及住房的拥挤、人口的过度集中以及下岗待业、加快的生活节奏、知识的更新、竞争的加剧，物质的滥用如吸毒、酗酒以及由此引起的卖淫、嫖赌、偷盗等犯罪事件，都会成为某些人的应激源。

6. 个人健康事件 指疾病或健康变故给个人造成的心理威胁，如癌症诊断、健康恶化、心身不适等。

7. 自我实现和自尊方面事件 指个人在事业和学业上的失败或挫折，以及涉及案件、被审查、被判罚等。

8. 喜庆事件 指结婚、再婚、立功受奖、晋升晋级等，需要个体做出相应的心理调整。

1967 年，美国华盛顿大学医学院的精神病学专家霍尔姆斯（Holmes）和雷赫（Rahe）通过对 5000 多人进行社会学调查和实验所获得的资料，编制了社会再适应评定量表（Social Readjustment Rating Scale，SRRS），开创了对生活事件与健康关系的定量化研究。量表共列出 43 种生活事件，每种生活事件用生活变化单位（life change unit，LCU）进行计量评定，用于检测事件对个体的心理刺激强度，表示个体适应不同事件时所需付出努力的大小，并按影响人们情绪的轻重程度划分等级，不同事件的 LCU 量值依次递减。应用该量表可以评测不同个体在一段时间内所经历的生活事件，并以生活事件变化单位 LCU 的总量来表示（表 4-1）。

表 4-1 社会再适应评定量表（SRRS）

生活事件	压力指数	生活事件	压力指数
1. 配偶死亡	100	23. 子女离家	29
2. 离婚	73	24. 吃官司	29
3. 婚姻失败（分居）	65	25. 个人杰出的成就	28
4. 监禁	63	26. 配偶开始或停止工作	26
5. 家庭亲密成员死亡	63	27. 学业的开始或结束	26
6. 受到伤害或疾病	53	28. 生活水平的改变	25
7. 结婚	50	29. 个人习惯上的修正	24
8. 被解雇	47	30. 与上级有矛盾	23
9. 与配偶重修旧好	45	31. 工作时数或工作条件的改变	20
10. 退休	45	32. 搬家	20
11. 家庭成员健康状况改变	44	33. 转校	19
12. 怀孕	40	34. 娱乐的转变	19
13. 性生活障碍	39	35. 教堂活动的改变	19

生活事件	压力指数	生活事件	压力指数
14. 家庭中新成员的增加	39	36. 社交活动的改变	18
15. 职务重新调整	39	37. 少量负债	17
16. 收入状况的改变	38	38. 睡眠习惯的改变	16
17. 亲密朋友死亡	37	39. 家庭联欢时人数的改变	15
18. 改行	36	40. 饮食习惯的改变	15
19. 与配偶多次争吵	35	41. 度假	13
20. 中等负债	31	42. 过圣诞节	12
21. 贷款或契据取消	30	43. 轻微犯法	11
22. 工作中职责变化	29		

霍尔姆斯研究发现，LCU 与健康关系甚为密切，与疾病发生明显相关。若一年累积的生活事件小于 150LCU，提示来年基本健康；一年累积超过 300LCU，第二年有 86% 将会患病；若得分在 150 ~ 300LCU，来年有 50% 可能会患病。一些学者通过进一步的研究发现，生活事件可能和疾病的过程和康复有关，对生活事件间接进行分析可以帮助预测疾病的进程。如 Rabkin 于 1976 年研究发现生活变化单位的升高与突然的心肌梗死、白血病、糖尿病、运动创伤和交通事故有类似的相关性。

二、认知评价

评价（evaluation or appraisal）是指个体对遇到的应激源的性质、程度和可能的危害情况做出估计，同时也可估计面临应激源时个体可动用的应对资源。对应激源和可利用资源的认知评价直接影响个体的生理、心理反应和应对活动，因而认知评价是应激源是否会造成个体应激反应及应激反应强弱的关键。拉扎勒斯和福尔克曼（Folkman）将个体对生活事件的认知评价过程分为初级评价（primary appraisal）和次级评价（secondary appraisal）。

1. 初级评价 主要是判断应激源与个体有无利害关系，是否会构成危险。

2. 次级评价 一旦个体认为应激源与自身有关，就立即会对事件的性质、属性和自身的应对能力做出估计。

如果次级评价事件是有能力应对的、可以改变的，采用的往往是问题指向性应对；如果次级评价为不可改变的，则往往采用情绪指向性应对（图 4 - 2）。

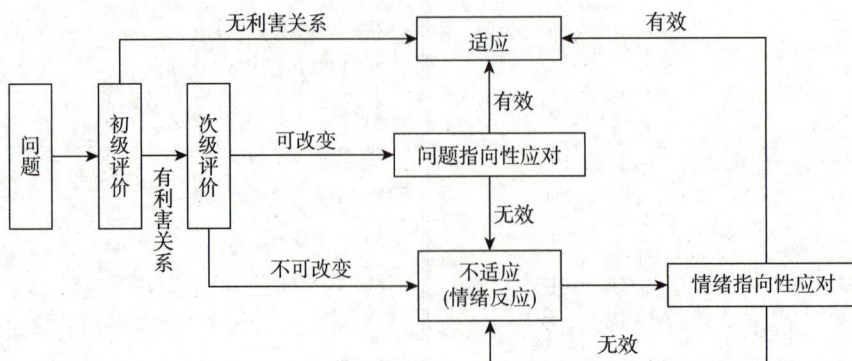

图 4 - 2 认知评价和应对在应激中的作用过程

三、应对方式

应对（coping）是指个体对生活重任及因生活事件而出现的自身不平衡状态所采取的认知和行为策略，也可称为应对策略（coping strategies）。它可以帮助解决或减轻事件对自身的影响。拉扎勒斯和福尔克曼将应对分为问题关注应对（problem - focused coping）和情绪关注应对（emotion - focused coping）。

1. 问题关注应对 是指通过获取如何行动的信息，改变自己的行为或者采取行动，以改善人与环境的关系的努力。

2. 情绪关注应对 是指调节自己由外界的伤害、威胁引起的不良情绪的努力，也包括采用各种心理防御机制，以此来保持我们的自尊并降低压力。

四、社会支持

社会支持指个体与社会各方面，包括亲属、朋友、同事等人以及家庭、单位、社会团体等组织所产生的精神上和物质上的联系程度。任何与个体有明显社会关系的人，在个体需要时都可以成为社会支持网络的一部分。相关研究表明，社会支持对应激带来的伤害效应有缓冲作用，社会支持的积极效果不仅有助于应激事件的心理调节，还可以促进个体从已确诊的疾病中康复，减少死亡的危险。研究显示，肾病患者的家庭支持上升1%，可以使死亡的可能性降低13%。但是社会支持并不是越多越好，不同事件最有效的社会支持形式和时机也不尽相同。例如，某人想要单独去就医或参加应聘面试，但家人或朋友坚持要陪同，此时在该情景中某人体验到的可能更多是焦虑。有学者研究了癌症患者对各类社会支持有效性的评价，认为亲人的陪伴对患者来说非常重要。

五、个性特征

在应激作用过程中，个性与认知评价、应对方式、社会支持和应激反应等因素存在广泛联系，个性通过与各因素间的相互作用，最终影响应激反应的性质和程度，并与个体的健康和疾病紧密联系。个性特质在一定程度上决定应对活动的倾向性，即应对风格。在医学中常用A型、B型和C型人格来对患者个性进行区分。

1. A型人格 自我价值感建立在别人对自己的评价之上，主要的行为特征有3个。

（1）具有强烈的时间紧迫感 总是同时做许多事，说话速度极快，不能放松下来。

（2）具有过强的竞争性 对工作尽职尽责、尽善尽美。

（3）具有高度的敌意和攻击性 A型人格是冠心病发病的一个较强的预测因素。这是因为A型人格的人由于竞争性过强，过分追求完美，所以总是为自己选择过高的目标，对工作成果产生不切实际的期望，这样就会使自己遭受更多的压力和挫折，加之因其往往对人有敌意而经常处于人际冲突中，因此，A型人格的人会更多地经历应激，导致交感神经过于强烈、过于持久的活动，从而增加了患冠心病的危险性。

2. B型人格 特征与A型人格相反，表现为遇事从容不迫，与世无争，把生活看成享受而不是战斗。

3. C型人格 主要表现为内向、不善于与人交往、不善于表达自己、高度顺从社会、过分谨慎、克己忍让、追求完美、情绪不稳定、不善于宣泄负性情绪等。C型人格被认为与癌症的发生有关。由于其过分谨慎、过分追求完美，所以在生活中更容易遭遇到应激性事件，遇到应激性事件后，由于不善于表达自己和与人交往，过于克己忍让，所以更容易产生严重的抑郁、沮丧、无助等，加之不善于宣泄负性情绪，所以负性情绪的持续时间更长。这样多次长时间处于应激状态，就可能通过下丘脑—垂体—肾上腺皮质轴影响免疫功能，导致免疫力下降，进而导致癌症的发生。

第三节　应激反应与应激管理

一、应激反应

应激反应（stress reaction）是指个体经认知评价而察觉到应激源的威胁后，通过中介机制的作用而导致的各种生物、心理、行为方面的变化，常称为应激的心身反应（psychosomatic response）。

（一）应激的生理反应

大量有关应激的实验和观察发现，机体在应激状态下可以出现一系列生理、生化、内分泌和免疫系统的变化，进而影响机体内外环境的平衡。应激的生理反应过程主要有以下途径。

1. 心理—神经中介机制　当机体处于急性应激状态时，应激刺激通过中枢神经介导传递到下丘脑，使交感神经—肾上腺髓质轴被激活，释放大量儿茶酚胺，引起肾上腺素和去甲肾上腺素的大量分泌，致使中枢兴奋性增高，导致心理的、躯体的和内脏的功能改变。表现为心理上的警觉性和敏感性增强，体肌张力增强。同时由于交感神经的激活，带来一系列内脏生理变化，如血压升高，血液重新分配，心、脑和骨骼肌血流量增加，皮肤和内脏血流量减少，胃肠功能减弱，糖原分解代谢加速、血糖升高，为机体适应和应对应激源提供充足的准备。但如果应激源刺激过强或持续时间太久，也可造成副交感神经活动相对增强或紊乱，从而出现心率变缓、血压下降、血糖降低，造成眩晕或休克等。

2. 心理—神经—内分泌中介机制　在个体遭遇应激的早期，通过心理—神经中介机制介导，使体力得到迅速补充，这样机体就可以从容应对所面临的问题。但如果应激源刺激过强或持续时间过久，通过心理—神经中介机制的作用不足以应对时，此时由于下丘脑与垂体在结构和功能上的密切联系，将机体的神经调节和体液调节整合起来。通过激活下丘脑—腺垂体—肾上腺皮质轴，使下丘脑分泌促肾上腺皮质激素释放因子，促使腺垂体释放促肾上腺皮质激素，进而促进肾上腺皮质激素特别是糖皮质激素的合成与分泌，最终引起一系列的生理变化，包括影响糖代谢使血糖升高；影响蛋白质代谢，促进蛋白质分解，使肌肉消失、骨质疏松；影响脂质代谢，促进脂肪分解等。

3. 心理—神经—免疫机制　一般认为，短暂而不太强烈的应激不影响或略增强免疫功能，但长期较强烈的应激会损害下丘脑，造成糖皮质激素分泌过多，降低巨噬细胞活力，干扰淋巴细胞再循环，引起淋巴组织退化，同时胸腺退化，阻止 T 淋巴细胞成熟，使人体细胞免疫功能下降。糖皮质激素还能抑制免疫球蛋白的形成，从而影响体液免疫功能，导致机体抵抗力下降。如临床研究发现，癌症患者患病可能是因为长期过分压抑愤怒情绪造成免疫功能低下所致。

（二）应激的心理反应

1. 情绪反应　个体在不同应激源的刺激下，产生程度不同的情绪反应。常见的情绪反应如下。

（1）焦虑　是最常出现的情绪性应激反应，当个体预感危机来临或预期事物的不良后果时出现紧张、不安、急躁、担忧的情绪状态。适当的焦虑反应可以提高人的觉醒水平，是一种保护反应；而过度和慢性的焦虑会削弱个体的应对能力并导致自主神经功能紊乱。

（2）抑郁　是一种消极、悲观的情绪状态，表现为兴趣下降、活动减退，言语减少，无助感、无望感强烈，自我评价降低。严重者出现自杀行为，常由丧失亲人、离婚、失恋、失业、遭受重大挫折或长期慢性躯体疾病引发。

（3）恐惧　是个体企图摆脱有特定危险的情境或对象时的情绪状态。适度的恐惧有助于激活警觉期动员途径，使注意力集中并防御风险，但常常缺乏应对的信心，表现为逃跑或回避，严重时出现行为障碍和社会功能的丧失。

（4）愤怒　是个体遇到障碍、挫折，目标难以实现，积累紧张时表现出来的情绪状态。愤怒时交感神经兴奋，肾上腺素分泌增加，行为多具有攻击性。

2. 认知反应　应激时唤起注意和认知过程，以适应和应对外界环境变化。适度的应激可以提高个体的唤醒水平，提升认知能力。但如果应激较剧烈或持续时间较长，则会导致个体的唤醒水平超限，认知能力下降。常见的认知性应激反应表现：意识障碍，如意识蒙眬、意识范围狭小；注意力受损，表现为注意力集中困难、注意范围狭窄等；记忆、思维、想象力减退等。认知能力下降的一个解释是应激下唤醒水平超过了最适水平，会影响认知功能。此外，情绪性应激反应如焦虑、抑郁等，也会影响注意、记忆、思维等认知过程。

认知性应激反应对应对方式（行为层面）产生负面影响，促使行为性应激反应的出现。人在应激下认知世界往往退行太远，视野狭窄，思维偏激，容易"钻牛角尖"。"灾难化"（catastrophizing）是一种常见的认知性应激反应，主要表现为过度强调负性事件的潜在后果，有人认为这也可看作一种强迫思维。

某些认知反应也可以是心理防御机制的一部分，如否认、投射等，还有某些重大应激后可能出现选择性遗忘。

（三）应激的行为反应

当个体经历应激时，常自觉或不自觉地在行为上发生改变，以摆脱烦恼，减轻内在不安，恢复内环境的稳定性。积极的行为反应可为个体减轻压力，甚至可以激发个体的能动性，激励个体克服困难，战胜挫折；而消极的行为反应则会使个体出现回避、退缩等行为，妨碍个体的发展。常见的消极行为反应如下。

1. 逃避与回避　在遭遇应激源之后，可以远离应激源——逃避；在未遇之前，可以避免与应激源发生接触——回避。两者都是为了摆脱应激源，从而保护自己免受伤害（如闭门不出、离家出走等）。

2. 退化与依赖　个体在应激源作用下表现出不成熟的应对方式，失去成人式的解决问题的态度和方法，退化至儿童的阶段，以哭闹、喊叫、打滚等孩童式的反应应对应激情境，目的是获得别人的同情和支持，减轻心理上的压力和痛苦，同时伴有依赖的心理和行为。

3. 敌对与攻击　敌对是个体有攻击的欲望，但却不产生具体行为，表现为不友好、憎恨等；攻击是将愤怒情绪导向人和物，有具体行为，有时甚至出现自伤或伤人行为（如争吵、冲动毁物、伤人、自杀等）。

4. 固着与僵化　固着是指反复进行无效的动作和尝试，如反复洗手、反复检查门锁等；僵化是一种刻板、盲目、重复的行为方式。两者常出现于反复遭遇应激的情况。

5. 无助与自怜　无助表现为消极被动、无所适从和无能为力。通常发生在经过反复应对不能奏效，对应激情境无法控制时。自怜是对自己怜悯、矫情，常见于独居、对外界环境缺乏兴趣者，当他们遭遇心理应激时常独自哀叹，缺乏安全感和自尊心。

6. 物质滥用　某些个体在经历应激事件后会选择通过饮酒、吸烟或服用药物的行为方式转移痛苦，这些不良的行为方式通过负强化机制逐渐成为个体的习惯。

（四）常见应激障碍　📱微课2

适度的应激可以使个体及时调整自身与环境的关系，有利于促进人的全面发展。只有当应激反应超出一定强度和（或）长期处于应激状态，并影响个体的社会功能和人际交往时才形成应激障碍。

应激相关障碍（stress related disorders），也称反应性精神障碍或心因性精神障碍，是一组由心理、社会、环境因素引起的异常心理反应。应激相关障碍不包括神经症、心理因素所致生理障碍及各种非心因性精神病性障碍。目前在临床医学领域中，应激相关障碍，特别是社会心理应激因素所致的应激相关障碍有所增加，这也成了医学心理学研究的主要类型。在临床上包括以下内容。

1. 急性应激障碍（acute stress disorders） 又称为急性应激反应（acute stress reaction），由 DSM－Ⅴ 在 1994 年首先描述，指由急剧严重的精神刺激、生活事件或持续困境引发的精神障碍。剧烈的精神创伤或重大的生活事件及持续存在的困难处境等因素是本病发生的直接原因，患者在受刺激后数分钟或数小时之内突然发病。严重程度和个体的易感性、教育程度、认知水平、应对方式、当时身体健康状态等密切相关，同时与社会文化背景有关。

（1）临床表现 急性应激障碍患者发病在时间上与精神刺激有关，症状与精神刺激的内容有关。临床表现为焦虑反应，如激动、愤怒、恐惧性焦虑、抑郁、绝望等，以及自主神经系统亢奋症状，如心动过速、震颤、出汗、面色潮红，甚至晕厥等；患者还可表现为不同程度的意识障碍，以意识清晰度下降、注意范围狭窄、定向困难、对外界的刺激无反应为特点；有自发性言语，但词句散乱，无条理性，难理解；也可表现有强烈恐惧体验，或为精神运动性兴奋，行为有一定的盲目性；或为精神运动性抑制，甚至木僵。如果应激源被消除，症状可在 1 周内恢复，缓解完全，预后良好。有时患者不能回忆起应激性事件。这些症状往往在 24~48 小时后开始减轻，一般持续时间不超过 3 天。如果症状存在时间超过 4 周，应该考虑诊断为"创伤后应激障碍"。

（2）诊断标准 在遭受异乎寻常的严重的精神刺激若干分钟至若干小时后出现有强烈恐惧体验的精神运动性兴奋，行为有一定的盲目性；或表现为情感迟钝的精神运动性抑制（如反应性木僵），可有轻度意识模糊，并排除癔症、器质性精神障碍、非成瘾物质所致精神障碍及抑郁症。病程持续时间短，一般数小时至 1 周，常在 1 个月内缓解。

（3）治疗方式 在去除应激性生活事件，让患者尽快摆脱创伤环境，并在避免进一步的刺激和更大伤害的基础上，进行心理治疗有着重要的意义。可指导患者正确对待应激，给予其心理和社会支持。药物主要是对症治疗，对焦虑、烦躁不安者给予适当的药物可以使患者症状较快地缓解，便于开展心理治疗。

2. 创伤后应激障碍（post－traumatic stress disorder，PTSD） 是由于受到异乎寻常的突发性、威胁性或灾难性心理创伤，导致延迟出现和长期持续的精神障碍，又称延迟性心因性反应。患者精神障碍在创伤后数天至半年内出现，一般在 1 年内恢复正常。少数患者可持续多年，甚至终生不愈。临床表现以再度体验创伤情景为特征，并伴有情绪的易激惹和回避行为。创伤后应激障碍可为生活和工作中的重大事件，如地震、被强暴、遭遇恐怖行为等所引发。

（1）临床表现 在重大创伤性事件发生后，患者有各种形式的反复发生闯入性的创伤性体验重现，反复出现错觉、幻觉甚至幻想；频繁出现内容清晰的、与创伤性事件关联的梦境或噩梦；回避与创伤有关的事物，包括具体的场景、有关的想法、感受和话题；还可有"选择性失忆"，害怕和避免想起遭受创伤时的心情，想把相关事件从自己的记忆中"抹去"。患者也可表现为淡漠、与人疏远、不愿意与人交流，对任何事物不感兴趣，甚至产生消极念头，严重的则采取自杀行为。此外，有些患者表现为睡眠障碍、易激惹、易受惊吓等症状。

（2）诊断标准 遭受对每个人来说都是异乎寻常的创伤性事件或处境；症状出现在创伤性事件后的数天至半年内；反复重现创伤性体验，表现为在回忆中、白天想象中或梦中反复发生错觉、幻觉，或"触景生情"；持续的警觉性增高，如入睡困难或睡眠不深、易激惹、集中注意困难、过分地担惊受怕；对与刺激相似或有关的情景的回避。伴有自主神经系统障碍，如心率过快、出汗、面色苍白等，并排除情感性精神障碍，其他应激障碍、神经症等。

（3）治疗方式　主要采用危机干预的方法，为患者争取最大的社会和心理支持，提高患者心理应对能力，表达和宣泄相关的情感。抗抑郁药物是治疗创伤后应激障碍最常见的选择，还可对症选用抗焦虑药物、镇静剂、锂盐等。心理治疗结合药物治疗优于两种方法的单用。

💡 素质提升

地震中失去双腿，她却逆境重生

　　2008 年 5 月 12 日的汶川地震，带走了廖智的女儿和婆婆，廖智哭泣着，绝望着。而她由于伤势过重，只能双腿截肢。地震前她是舞蹈老师，地震后她不想与舞蹈割裂。装上假肢后她努力练习跳舞，没有平衡，缺少支撑，伤口肿痛，汗水、泪水甚至血水交织在一起，廖智咬着牙把舞蹈动作啃了下来。最终在截肢 64 天后，她浴火重生，以断腿女孩的形象演出了当时鼓舞了千万人的《鼓舞》。2013 年 4 月雅安地震后，她奔赴抢险救灾一线当起志愿者。同年，她获得舞蹈比赛亚军，一曲在轮椅上的舞蹈《废墟上的重生》，感动并折服了所有人。现在的她，组织残疾人艺术团、参加综艺节目、出版书籍、做演讲、游泳、攀岩、拍时尚短片……遇见两情相悦的爱人，有了可爱的儿女。她从不刻意隐藏一双假肢，常常穿着短裙和鞋子出街，自信坦然地面对大众的审视。

　　对于廖智来说，她遭受到的至少包括自然灾害和截肢这两次社会性应激源和躯体性应激源，但她对磨难进行了积极的思考，并采取了正向的态度和行为，最终从受助者变成了援助者，不但传递出爱心和温暖，还传递出与创伤抗争后获得的强大的勇气、力量与信心。

3. 适应障碍（adjustment disorder）　是指在易感个性的基础上，遭遇到明显的生活改变或环境变化时，产生短期、轻度的烦恼状态和情绪失调，常有一定程度的行为变化，可出现社会功能受损，但并不出现精神病性症状。典型的生活事件有丧偶、离异、失业或职务升迁、迁居、转学、入伍、患重病、经济危机、退休等。发病通常在遭遇生活事件后 1 个月内，病程大多不超过 6 个月。在事过境迁后，随着刺激的消除或者经过调整形成了新的适应，症状随之缓解。

（1）临床表现　多种多样，主要表现为情绪障碍。包括抑郁心境、焦虑或烦恼，无能力感、对当前的生活不知所措、胆小害怕、失眠；有应激相关的躯体功能障碍，如头疼、腹部不适、胸闷、心慌；可出现不良行为而影响日常活动，使社会功能或工作受到损害。有些患者可出现暴力行为，但事实上极少发生。儿童则表现为尿床、吸吮手指等退化行为。

（2）临床类型

1）以情绪障碍为突出表现的适应障碍　多见于抑郁者，表现为情绪低落、沮丧、对日常生活丧失兴趣、失望、自责，伴有睡眠障碍、食欲变化和体重减轻；也可见于以焦虑情绪为主者，表现为焦感不安、心烦意乱、心悸、呼吸急促、窒息感等。也可出现混合情绪表现的适应性障碍，患者表现为抑郁和焦虑心境共存及其他情绪异常。

2）以品行障碍为突出表现的适应障碍　多见于青少年，表现为侵犯他人的权益或违反社会道德规范，或蔑视社会准则和规章制度，如逃学、斗殴、破坏公物、说谎、盗窃、酗酒、吸毒、离家出走、过早开始性行为、性滥交等。

3）以躯体不适为突出表现的适应障碍　患者主诉为无力，头、腰背或其他部位疼痛以及恶心、呕吐、便秘、腹泻等胃肠道症状，或其他不适，而临床和实验室检查不能发现器质性疾病。

4）以工作、学习能力下降为突出表现的适应障碍　患者工作能力改变，原来工作学习能力良好者，出现工作能力下降、学习困难。患者在情绪上并无抑郁或焦虑症状，亦无恐惧症状。

5）以社会退缩为突出表现的适应障碍　患者以社会性退缩为主要表现，但不伴抑郁或焦虑。如不愿参加社交活动、不愿上学或上班、常闭门在家。儿童适应障碍主要表现为退行性行为，如尿床、吸吮手指等。

（3）诊断标准　必须有明显的生活事件为诱因，尤其是生活环境或社会地位发生的改变；而精神障碍的出现应在应激事件后 3 个月内；临床表现以情绪异常为主，可有适应不良的行为障碍，如退缩、不注意卫生、生活无规律等，或生理功能障碍，如睡眠不好、食欲不振等；同时伴有社会功能的受损，即工作能力、社会活动和人际交往方面能力的下降；应激因素消除后，症状持续一般不超过 6 个月。

（4）治疗方式　适应障碍的病程一般为 1~6 个月，也就是说，随着时间的推移，适应障碍能够自行缓解，或者转化为更为特定的、更为严重的其他精神障碍。因此，应采用以心理治疗为主的治疗方法，如支持性心理治疗、行为治疗、认知疗法，也可用精神疏泄疗法等，必要时定期进行心理咨询。对抑郁、焦虑明显者可酌情加用抗抑郁药或抗焦虑药物，以低剂量、短疗程为宜。

二、应激管理

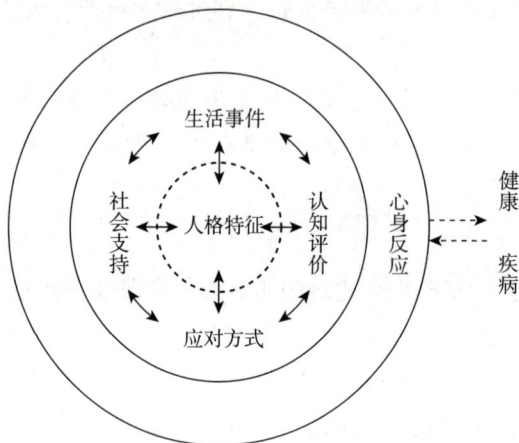

图 4-3　心理应激系统模型

应激是一个多因素的集合概念，涉及应激刺激、应激反应、认知评价、应对方式、社会支持、个性特征等等因素，应激被看作一个作用过程、一个系统（图 4-3）。应激系统模型中的各因素不是孤立静止的，而是呈现互动的关系和动态的发展平衡，其中认知评价和人格特征是关键因素和核心因素。因此，应激的控制与管理也是一个系统、是多维度的，针对应激涉及的各个因素和作用过程的环节，有诸多具有可操作性的管理"窗口"。本节将从应激涉及的各因素入手，提出一套具有可操作性的应激管理方案的思路供参考。

（一）针对应激刺激的管理

应激刺激包括生物、心理、社会和文化等方面的刺激，按现象学分类包括疾病问题、职业问题、家庭问题、人际关系问题和经济问题。

虽然"必要的"应激刺激是不可避免的甚至可能是有益的，但"不必要的"应激刺激在一定程度上是能够减少的。如针对某些职业应激的健康促进项目，能够减少特定人群中特定的"客观"应激刺激，如工作时间制度相关的慢性紧张、与家人共处的活动减少等，从而减少应激相关的心身疾病。

在针对应激刺激的管理中，尤其值得一提的是发生在一个人身上的生活事件通常不是单个的生活事件，而是一系列生活事件，或一个生活事件之后的一系列相关生活事件。例如在经历"确诊为乳腺癌"这个生活事件之后，很可能经历"手术切除乳腺""化疗进一步损害形象""从工作状态变为住院状态（角色转换）""治疗期间与家人分开（家庭问题）""住院费用支出（经济问题）"等一系列相关生活事件。有研究提示，生活事件在时间上的累积效应对健康是有害的。因此，在个人层面的应激管理上，要看到应激的全貌和全程，而不是孤立地只看到某一个生活事件或忽略慢性压力的存在。这就需要首先对一个人的生活现状有系统和全面的了解，将个体置于大的生活框架中，获得包括家庭生活、工作情况、人际关系、经济状况、健康状况等方面的详细信息。

（二）针对认知评价的管理

对生活事件的认知评价直接影响个体的应对活动和最终的心身反应性质和程度，是生活事件到应激反应的关键中间因素之一。

认知评价作为应激易感模型中的重要一环，是具有可操作性的对应激易感个体的筛选窗口之一。个体的认知层面相对易评价和干预，对于筛选出来的应激易感个体，可进行认知层面的干预，以减少应激给个体带来的危害。如对初次确诊为乳腺癌的患者人群进行应激相关认知评价的量化，从中筛选出应激易感个体，进行重点干预如认知行为治疗、团体治疗等，从预防的高度增强个体适应性和应对能力，减轻应激给个体带来的危害。目前一些应用比较成熟的心理测查工具如明尼苏达多项人格测试（MMPI），能够对个体的一般性特点有很好的反映。

（三）针对应对方式的管理

应对可以被直接理解成个体解决生活事件和减轻事件对自身影响的各种策略，故又称为应对策略。应对是多维度的，应对活动实际上涉及应激作用过程的各个环节，包括生理反应、认知评价、情绪反应、社会支持等层面。

从应对策略与个性的关系来看，可能存在一些与个性特质有关的、相对稳定的和习惯化了的应对风格或特质应对。例如，日常生活中某些人习惯于幽默，而有些人习惯于回避。个体通常具有相对稳定的和习惯化了的应对风格，如果其应对风格是破坏性的，该个体更具有应激易感性。

利用特质应对问卷一类的量化工具筛选出习惯于破坏性的（消极）应对方式的个体，通过有针对性的干预使他们用建设性的（积极）应对方式代替破坏性的应对方式，能够降低个体的应激易感性，达到预防应激相关心身疾病的目的。

（四）针对社会支持的管理

社会支持是个体与社会各方面的联系程度，是应激作用过程中个体可利用的外部资源。社会支持系统好的个体通常比没有社会支持或很少社会支持的个体健康问题少。一方面，社会支持包括主观体验到的支持，具有减轻应激的作用；另一方面，社会隔离、缺少社会联系或社会规范控制本身可以成为慢性应激刺激。

针对社会支持的管理：筛选缺少社会支持的应激易感者作为重点干预对象；架构针对特定应激刺激的社会支持平台，如促进乳腺癌患者自助/互助小组、特定职业自助/互助小组的形成和运行，提高心理咨询服务的可获得性等。侧重于社会技能技巧训练的团体治疗（如应用于大一新生中缺少社交技能和社会支持的个体）、针对特定危机事件的团体治疗（如应用于自杀者自杀后周围相关小群体的团体治疗）等形式的团体治疗可以成为系统的应激管理中的重要管理模块。

（五）针对个性特征的管理

这里的个性特征是指个体的人格层面。无数的个案已表明个性特征与应激管理有着千丝万缕的联系，人格特征在应激系统模型中是核心因素，是个体层面的应激管理需要考虑的重要内容。

（六）针对应激反应的管理

Moss 于 1973 年指出，处理应激性信息的过程能够带来中枢神经系统、自主神经系统和神经内分泌系统的改变，这些改变使某些人对疾病的易感性增加，而最脆弱的是那些生理反应很容易唤起并且反应较强烈深入和持久的个体。从生理层面的易感性入手，可以利用客观的测量，如测量心率、血压、手掌皮肤湿度、尿 17 - 羟基皮质酮水平等，来筛选出在实验条件下处理应激性信息的过程中生理反应较强烈深入和持久的个体，为干预创造条件。

临床经验提示，很多精神科疾病与内科疾病共患者，如精神科门诊患者中同时患有原发性高血压、高脂血症和（或）糖尿病患者，在经过恰当的精神科药物和（或）心理治疗后，原有的内科疾病病情得到好转。这种现象在没有使用具有降低血压副作用的精神科药物的时候也能观察到，可能与患者焦虑水平下降有关。这些临床观察提示，在系统的应激管理方案中，记录常见心身疾病的病情变化对于监测评价应激管理的干预效果可能是一个有应用价值的变量。

目标检测

答案解析

一、单选题

1. 一般适应综合征分三期，以下选项正确的是（　　）

　　A. 觉醒期、抵抗期、适应期

　　B. 觉醒期、抵抗期、衰竭期

　　C. 警觉期、抵抗期、适应期

　　D. 警觉期、抵抗期、衰竭期

　　E. 警觉期、适应期、衰竭期

2. 根据应激源的内容和性质可将其分为（　　）

　　A. 生理性应激源、心理性应激源、文化性应激源、环境性应激源

　　B. 躯体性应激源、心理性应激源、职业性应激源、社会性应激源

　　C. 躯体性应激源、生活性应激源、文化性应激源、社会性应激源

　　D. 生理性应激源、心理性应激源、文化性应激源、生活性应激源

　　E. 躯体性应激源、心理性应激源、文化性应激源、社会性应激源

3. 生活中最为普遍的一类应激源为（　　）

　　A. 生理性应激源　　　　　B. 心理性应激源　　　　　C. 文化性应激源

　　D. 不可控性应激源　　　　E. 社会性应激源

4. 下列属于心理性应激源的是（　　）

　　A. 饮食习惯改变　　　　　B. 噪音　　　　　C. 受到奖励

　　D. 失眠　　　　　E. 考试焦虑

5. 一位中年妇女与丈夫吵架后，因矛盾无法化解，一赌气回了娘家，该种应激行为反应属于（　　）

　　A. 冷漠　　　　　B. 直接攻击　　　　　C. 退化

　　D. 固着　　　　　E. 间接攻击

6. 心理应激对健康的影响是（　　）

　　A. 积极与消极影响皆有

　　B. 无任何影响

　　C. 只有积极的影响

　　D. 只有消极的影响

　　E. 消极影响大于积极影响

7. 社会再适应量表中，LCU 最高的事件是（　　）

　　A. 结婚　　　　　B. 配偶死亡　　　　　C. 退休

　　D. 转学　　　　　E. 工作变动

8. 与冠心病发病密切相关的性格特点是（ ）

A. A型人格 B. B型人格 C. AB型人格

D. C型人格 E. O型人格

二、思考题

林女士，48岁，性格内向，遇到事情总是习惯一个人扛着，5年前被确诊为乳腺癌早期。确诊后，她一直注意饮食，尽量保持心情愉快，并且进行足够强度的锻炼，恢复效果良好。1个月前，单位领导又给林女士增加了一项新的、难度较大的工作，她感到了从来未有的压力。尽管她依然如以往地注意锻炼，但是病情开始恶化，不得已住进了医院。

请问：1. 林女士病情恶化的主要原因是什么？

2. 如何改善她目前的状况？

（李　阳）

书网融合……

| 本章小结 | 微课1 | 微课2 | 题库 |

第五章　异常心理

PPT

◎ 学习目标

　　1. 通过本章学习，重点把握异常心理的概念和判断标准；异常心理的分类；认知障碍、情感障碍和意志障碍的种类；常见人格障碍的概念；强迫症、焦虑症、恐惧症、神经衰弱和癔症的临床表现；性心身障碍的概念和影响因素。

　　2. 学会异常心理判断的一些常用方法和常见人格障碍的临床表现，对异常心理患者具有同情心；在对患者进行矫治时，能实现传统医学模式向现代医学模式的转变。

≫ 情境导入

　　情景描述　王某，女，18岁，大学一年级学生。某次室友坐了她的床，她立即将床单和被罩洗掉。平时只要别人碰过她的东西，她都会立即清洗。同学们都觉得她很奇怪，渐渐都不和她来往。快考试时她反复清洗的行为更加严重，以至于根本无法专心看书。放假回家后，她每天都花大量时间洗衣服和床单被罩。特别是洗手，只要碰了东西就要洗手，一洗就很长时间。王某自述总是担心有不干净的东西侵入身体，明知不需要洗很多遍，也知道大家讨厌这种行为，可就是控制不住。

　　讨论　1. 你觉得王某的行为正常吗？
　　　　　　2. 王某最有可能是哪种心理障碍？

第一节　异常心理概述

一、异常心理的概念

　　异常心理又称变态心理，是在大脑生理生化功能障碍和人与客观现实关系失调的基础上产生的对客观现实歪曲的反映，既反映了个体自我概念和某些能力的异常，也反映了社会人际关系和个人生活上的适应障碍。异常心理的发生常常是心理、社会、生物、药物等多种因素相互作用的结果。个体有异常行为只能说明其具有心理障碍的可能性，只有当异常行为严重影响个体社会功能时才能初步判断其有异常心理。

　　异常心理和正常心理是相对而言的，两者之间并没有明显的界限，并且与当时当地的社会文化背景有关。在不同的时代、不同的地区、不同的社会文化背景下有不同的行为常模，人们对异常心理有着不同的判断。脱离文化背景研究异常心理是很难做出正确判断的。偏离常态的心理现象并不一定都是异常心理现象，如智力超群的人，其智力明显高于常人，虽然偏离了常态，但并不是异常心理。异常心理指的是那些心理偏离常态，并且对社会不能适应的人。

二、异常心理的判断标准 📱微课1

　　心理现象的产生和表现方式非常的复杂，因此对心理正常与否的判断也十分困难。心理正常和异常之间，缺乏明显的界限和固定不变的统一标准，并且随时代的变迁与社会文化的差异而变动。因此，判断一个人的心理是否异常，只有把他的心理状态和行为表现放到当时的客观环境、社会文化背景中加以考虑，通过与社会认可的行为常模相比较，以及与其本人一贯的心理状态和人格特征加以比较，才能判断此人有无心理异常，以及心理异常的程度如何。

（一）经验标准

1. 患者的主观体验　患者的主观体验常常是一个极有参考价值的标准。当他们感到焦虑、抑郁及没有明显原因的不舒适感，或不能控制自己的某种情绪或行为时，能主动寻找心理医生的帮助，或在心理医生的帮助下能明了自己确实存在问题，便属于心理障碍者。其特点是有主观的自知之明。但是，在某些情况下没有这种不舒适感反而可能表示有心理异常，如亲人丧亡或因学业不及格而退学时，如果没有一点悲伤或忧郁的情绪反应，也需考虑其有心理异常。也有患者已经失去正常生活的能力，却坚决否认自己不正常，这种主观体验也恰恰说明其心理异常。这种情况经常发生在精神病患者身上。

2. 医生的主观经验　指医生根据自己的经验和对正常人的了解来判断别人的心理是正常还是异常。由于接受过专业教育及临床实践的经验积累，医生们能够形成大致相近的评判标准，故对大多数异常心理可取得一致的看法。

（二）社会适应标准

正常人能够照社会生活的需要去适应环境和改造环境。因此，正常人的行为符合社会准则，能根据社会要求和道德规范行事。如果由于器质的或功能的缺陷或两者兼有而使得个体能力受损，不能按照社会认可的方式行事，致使其行为后果对本人或社会是不适应的时候，则认为此人有心理异常。这里的正常和异常都是与社会常模比较而言的。

（三）统计学标准

在普通人群中，对人们的心理特征进行测量的结果常常呈常态分布。居中的大多数人属于心理正常，而远离中间的两端被视为异常。因此，决定一个人的心理正常或异常，以其心理特征偏离平均值的程度来决定。偏离平均值的程度越大，越不正常。所谓正常与异常的界限是人为划定的，以统计数据为基础。这与许多心理测验方法的判定是相同的。

（四）医学标准

医学标准又称为病因学和症状学标准。这种标准是将异常心理当作躯体疾病一样看待。如果一个人身上表现的某种心理现象或行为可以找到病理解剖或病理生理变化的依据，则认为此人有精神疾病，其心理表现则被视为疾病的症状，其产生原因则归结为脑功能失调。这一标准为临床医师们广泛采用。这种观点认为，心理障碍患者的脑部应有病理过程存在。有些目前未能发现明显病理改变的心理障碍，可能将来会发现更精细的分子水平上的变化，这种病理变化的存在才是心理正常与异常划分的可靠根据。

综上可见，每一种标准对于判断心理正常或异常都有一定的使用价值，但也有一定的缺陷和不足，不能单独用来解决全部问题。故应综合运用，互相补充，通过大量的临床实践，对各种心理现象进行科学分析，才能判断是否有心理异常。

三、异常心理的理论模式

有关异常心理学的理论模式很多，本章将围绕目前影响最大的几种理论模式给予介绍。

（一）生物医学模式

生物医学模式认为心理异常的发生主要与机体的生理变化有关。因此，对心理异常者的治疗要像治疗躯体疾病那样，需要通过住院、服药或其他理化治疗手段。生物医学模式第一次明确精神疾病和其他躯体疾病一样是一种疾病，都有生物学上的原因，这有助于对心理异常的实质及其产生的原因和机制进行科学的了解。但是，这种模式忽视了人的整体性，是比较片面和机械的。

（二）心理动力学模式

心理动力学模式强调动力因素在心理发展中的重要作用，认为人的行为无论是正常的或是异常的，都是由于各种动机是否得到满足的结果。心理动力学的理论很多，包括弗洛伊德的精神分析学说、阿德勒的个体心理学、埃里克森的自我心理学、荣格的分析心理学和霍尼的文化精神分析理论等。

（三）行为模式

行为模式强调学习在人类行为中的重要作用，重视社会环境对人格发展及行为的作用，认为心理异常是习得的，是过去不良的学习与经验的结果，可以根据学习和训练进行矫正治疗。

（四）人本主义心理学模式

人本主义认为人天生有一种成长的潜力，推动有机体生长、前进、成熟。在合理的、良好的环境里成长为一个健全的、机能完善的人；不利的环境条件使人的成长驱力受到扭曲和阻碍，形成冲突，人就会感到适应困难或表现为各种古怪的行为。如果能为其创造一个良好的环境，便可以发挥其潜力，改变自己的适应不良行为，在这个环境中获得成长。

（五）生物－心理－社会模式

随着科学技术的迅速发展，人们逐步认识到，任何心理异常现象的产生都是生物因素、心理因素和社会文化因素共同作用的结果。其中生物因素是最基本的因素，心理因素是在生物因素的基础上产生出来的，而它一旦产生就会给生物因素带来深刻的影响和制约。社会文化因素则是在生物因素和心理因素的共同基础上产生的，它反过来又直接影响和制约着心理因素，并对生物因素产生间接影响。

四、异常心理的分类

当心理活动异常的程度达到医学诊断标准，就称之为心理障碍。心理障碍强调的是这类心理异常的临床表现或症状。医学心理学依据心理障碍产生的条件、环境，以及心理因素的影响程度、表现形式和严重程度等因素，将心理障碍分为五大类。

（一）轻度心理障碍

主要包括各种类型的神经症，指心理活动的某些方面表现异常。

1. 神经症 包括焦虑症、恐惧症、强迫症、抑郁神经症、神经衰弱、疑病症和癔症等。

2. 神经症样障碍 由各种躯体疾病早期的心理压力以及长期慢性疾病的沉重负担的共同作用，在躯体疾患相关症状中伴随的神经症样障碍。

3. 适应障碍 由非剧烈但持久的生活事件引起的心理障碍，以情绪障碍为主（如烦躁、抑郁、胆小害怕等），同时有适应不良行为（如退缩、回避等）和生理功能障碍（如睡眠不好、食欲不振等）。症状最长不超过 6 个月。

（二）重度心理障碍

具体表现为统一的心理活动受到损害，行为严重紊乱并完全脱离现实，即个体与现实环境尤其是社会人际关系严重失调。这类人不能理解和认识自身的现状，也不能正常地参与社会活动。

1. 精神分裂症 是一种常见的病因未明的精神病，多起病于青壮年，常有认知、情感、意志和行为等方面的障碍和精神活动的不协调，脱离现实，病程迁延。

2. 情感性精神障碍 又称心境障碍，是以心境或情感显著而持久的改变（高涨或低落）为主要特征的一组病症，伴有相应的思维和行为的改变，有反复发作的倾向，间歇期精神状态基本正常。发作症状较轻者可达不到精神病的程度，病情重者可出现幻觉、妄想等精神病性症状。多数可缓解，少数残留症状或转为慢性。

（三）心理生理障碍

是指一组与心理社会因素密切相关，但以身体症状表现为主的疾病。

1. 进食障碍　包括神经性厌食症、神经性贪食症、神经性呕吐等。

2. 睡眠与觉醒障碍　失眠症、嗜睡症、睡行症等。

3. 性功能障碍　性欲减退、阳痿等。

4. 心身疾病　外界各种刺激能引起人的心理活动特别是情绪反应，使人脑活动的机能通过神经系统、内分泌系统和免疫系统，对人的心血管系统、皮肤系统等造成疾病或产生症状群。

（四）大脑损害导致的心理障碍

生物或理化因素可直接或间接地损害人脑正常的结构与功能，引起心理异常。

1. 有害物质所致精神障碍　包括精神活性物质（乙醇、大麻、可卡因等）所致精神障碍和非依赖性物质（药物、一氧化碳、有机化合物、重金属、食物等）所致的中毒性精神障碍。

2. 脑器质性精神病　由外伤、炎症、血管梗死、占位病变、退行病变等损害脑部所致的精神疾病。

3. 其他障碍　躯体严重感染和内脏疾病的代谢产物引起的急性脑功能障碍。

（五）行为问题和人格障碍

行为问题是指个体行为偏离常态，人格障碍是指人格特征明显偏离正常，使个体形成了一贯的反映个人生活风格与人际关系的异常行为模式。

1. 行为问题　酗酒、赌博、药物依赖等。

2. 人格障碍　反社会型人格障碍、依赖型人格障碍、分裂型人格障碍、强迫型人格障碍、癔症型人格障碍等。

素质提升

学习异常心理，提高心理健康意识

当前我国焦虑障碍、抑郁症等常见精神障碍和心理行为问题的患病率呈上升趋势。《健康中国行动（2019—2030 年）》中提出："鼓励公众发现心理异常时，树立求助意识，主动到专业机构治疗。"目前我国公众对常见精神障碍和心理行为问题的认知率仍然比较低，缺乏对心理健康服务专业性、有效性的认识，这制约了人们对心理健康服务的需要和利用。为此，亟须通过心理健康教育和健康促进，提升公众心理健康素养水平，使居民了解心理健康知识和求助信息，正确认识心理问题，出现问题及时寻求专业帮助。因此，医学生掌握常见异常心理的相关知识，有助于今后在临床工作中识别、发现异常心理，对预防精神心理障碍的发生起到积极作用。

第二节　常见的异常心理

一、心理过程障碍

（一）认知障碍

认知是大脑皮层复杂高级功能的反映，任何直接或间接导致大脑皮层结构和功能慢性损伤的因素均可通过不同机制引起认知障碍。

1. 感知障碍

(1) 感觉过敏　轻微刺激即引起强烈反应，患者对一般强度的刺激反应特别强烈和敏感，显得难以忍受。

(2) 感觉迟钝　感知觉减退，对外界刺激的感受性降低，对强烈的刺激感觉轻微。

(3) 错觉　指对客观事物的歪曲的知觉。健康人也能出现错觉，但是健康人对错觉能够自行矫正。病理状态下，常常出现错觉。

(4) 空间知觉综合障碍　患者对事物大小比例和空间结构的感知发生改变。如视物变大、变小、视物变形或视物错位等。

(5) 时间知觉综合障碍　患者对时间的体验发生改变。如觉得时间"飞驰而过"或"停滞不前"等。

(6) 体型知觉综合障碍　患者觉得自己的体形发生明显改变，如头部变大，四肢变长等。

(7) 运动知觉综合障碍　患者觉得运动着的物体静止不动或静止的物体正在运动。如觉得眼前房屋一幢幢迎面移来，或看到街上的车辆行人都停止不动。

(8) 幻觉　没有相应的客观刺激时所出现的知觉体验，主体的感受与知觉相似。这是一种比较严重的知觉障碍。幻觉与错觉不同之处在于前者没有客观刺激存在。

2. 思维障碍

(1) 思维形式障碍　亦称联想障碍，主要表现为联想结构的松弛、缺乏目的指向、象征误用、不合逻辑。例如，思维散漫、病理性象征思维等。

(2) 思维内容障碍

1) 妄想　妄想思维的内容没有或缺乏事实根据，难以动摇，与患者的社会地位和文化水平不相称。妄想的内容多种多样，有被害、关系、物理影响、夸大、罪恶、嫉妒、钟情、疑病等。妄想的内容常由患者的经历、社会文化背景所决定，随时代发展而有所变动。

2) 强迫观念　某种观念或概念反复出现在患者的脑海中，患者想摆脱，但摆脱不了，因此感到痛苦。常见有强迫性回忆、强迫性穷思竭虑、强迫性计数等。

3) 超价观念　一种在患者意识中占据主导地位的错误观念。它的发生常有一定的事实基础，但患者的这种观念是片面的，与实际情况有出入。

3. 注意障碍

(1) 注意增强　为主动注意的增强。如有疑病观念的患者注意增强，表现为过分注意自己的健康状态。多见于神经症、偏执型精神分裂症、更年期抑郁症等。

(2) 注意涣散　为主动注意的不易集中，注意稳定性降低。多见于神经衰弱、精神分裂症和儿童多动综合征等。

(3) 注意减退　主动及被动注意兴奋性减弱。注意的广度缩小，稳定性也显著下降。多见于神经衰弱、脑器质性精神障碍及伴有意识障碍时。

(4) 注意转移　主要表现为主动注意不能持久，注意稳定性降低，很容易受外界环境的影响而使注意的对象不断转换。可见于躁狂症。

(5) 注意衰退　患者不能留意观察和主动将注意集中于外界客观环境。也就是说，外界客观事物难以引起患者的注意，为精神分裂症的基本症状之一。

4. 记忆障碍

(1) 记忆减退　记忆的四个基本过程普遍减退，临床上较多见。轻者表现为回忆的减弱，如记不住刚见过面的人、刚吃过的饭；严重时远记忆力也减退，如回忆不起个人经历等。可见于较严重的痴呆患者。神经衰弱患者记忆减退都较轻，只是记忆困难。也可见于正常老年人。

（2）遗忘症 指部分或全部地不能回忆以往的经验。一段时间的全部经历的丧失称作完全性遗忘，仅仅是对部分经历或事件不能回忆称作部分性遗忘。

（3）记忆增强 是一种病理性的记忆增强，表现为病前不能够且不重要的事情都能回忆起来。多见于躁狂症特别是轻躁狂患者。

（4）错构 是记忆的错误，对过去曾经历过的事件，在发生的地点、情节，特别是在时间上出现错误回忆，并坚信。多见于老年性、动脉硬化性、脑外伤性痴呆和乙醇中毒性精神障碍。

（5）虚构 是指由于遗忘，患者以想象的、未曾亲身经历过的事件来填补自身经历的记忆缺损。由于虚构患者常有严重的记忆障碍，因而虚构的内容自己也不能再记住，所以其叙述的内容常常变化，且容易受暗示的影响。多见于慢性乙醇中毒精神障碍、颅脑外伤后所致精神障碍及其他脑器质性精神障碍和各种原因引起的痴呆。

（6）心因性遗忘 情绪因素既能影响识记，又能干扰追忆过程。焦虑、注意力涣散、内心矛盾或有一系列先占观念时，均可引起记忆障碍。同以往经历的某一特殊时期有关的或与强烈恐惧、愤怒、羞辱情境有关的记忆丧失，多见于分离性障碍，是心因性遗忘的典型表现。其遗忘的内容往往有高度选择性。有时，心因性遗忘局限于某一阶段的经历，在这一阶段中的事件毫无记忆，被称为"界限性遗忘"，但这类遗忘也可见于颅脑外伤。

5. 智能障碍

（1）精神发育迟滞 亦称为智力薄弱、低能，系大脑发育迟滞。病因可有遗传缺陷，孕期母体发生风疹、病毒感染或射线影响，产前出血以及分娩时窒息、产伤等。主要特征是程度不等的智能缺陷，影响患者的学习和社会适应能力。

（2）痴呆 痴呆综合征的智能损害由慢性脑器质性病变引起。与精神发育迟滞的概念不同。精神发育迟滞者出生后一直是低能的，痴呆患者则有过良好智能而在后来某一时期逐渐发生智能减退。痴呆早期首先表现为创造性思维受损，对复杂多变的环境适应能力降低，继而抽象推理能力减退，言语动作趋向迟缓，判断常有错误。

（3）假性痴呆 又称心因性假性痴呆，是强烈的精神创伤引起的一种现象，实际上是一种意识障碍，只是给人以"痴呆"的印象。发病急剧，答案近似而不正确，或对简单问题的回答错误百出。经过治疗可迅速完全地恢复，同真正的脑器质性病变引起的痴呆迥然不同。

6. 自知力障碍 自知力是患者对自己所患疾病的认识与判断能力。大多数精神疾病患者自知力丧失，有的患者在患病初期尚有自知力，随病情加重逐渐丧失。经过治疗，病情好转后患者的自知力恢复，并能对患病期间的精神异常表现做出判断和认识。因此，自知力检查对判断疗效和预后有重要意义。

（二）情感障碍

人的情感过程与其他心理过程密切相关。例如，情感可影响感知的清晰性、注意力的集中和持久性、记忆的保存和再现以及思维的速度和指向等。情感高涨时思维敏捷、智力活动增强、动作增多；反之，情感低落时思维迟钝、智力操作困难、动作减少或增多。情感活动常伴有明显的自主神经功能变化，特别是呼吸与循环的变化。如惊恐时，交感神经功能亢进，表现为心率加快、血压升高、呼吸加速、竖毛、皮肤血管收缩以及皮肤呈"鸡皮样"变化等现象。

1. 情感性质改变

（1）情感高涨 患者常常面带笑容，心里高兴，自我感觉良好，精力充沛，内心充满幸福感，睡眠减少，爱管闲事。自我评价过高，自认为能力很强，花钱大手大脚，行为动作富有感染力。多见于心境障碍躁狂发作。

（2）情感低落　患者常面带愁容，表情痛苦悲伤，精力不足，失眠。喜欢安静独处，愉快感缺失，自我评价过低。多见于心境障碍抑郁发作。

（3）焦虑　患者在缺乏充分事实根据和客观因素的情况下，对其自身健康或其他问题感到忧虑不安，紧张害怕，顾虑重重，犹如大祸临头，惶惶不可终日，即使多方劝解也不可消除。常伴有憋气、心悸、出汗、手抖、尿频等自主神经功能紊乱症状。多见于焦虑性神经症。

（4）恐惧　患者在遇到特定环境或特定事物时，会出现明显与处境不符的紧张害怕的情绪，明知没有必要，却无法摆脱。脱离特定环境或特定事物时可恢复正常。多见于恐惧性神经症。

2. 情感稳定性改变

（1）情感脆弱　患者常因为一些无关紧要的小事而难以自控地伤心落泪或兴奋激动。常见于脑动脉硬化性精神障碍或神经衰弱等功能性精神障碍。

（2）情感淡漠　患者面对能引起正常人情绪波动的事情以及与自己切身利益密切相关的事情时，缺乏相应的情感反应。对周围的事情漠不关心，内心体验缺乏。常见于精神分裂症衰退期和脑器质性精神障碍。

（3）病理性激情　患者骤然发生的强烈而短暂的情感爆发状态，常伴有冲动和破坏行为，事后不能完全回忆。常见于脑器质性精神障碍、躯体疾病伴发的精神障碍、癫痫、乙醇中毒、反应性精神病，智能发育不全伴发的精神障碍、精神分裂症等。

3. 情感协调性改变

（1）情感倒错　患者的认识过程和情感活动之间丧失协调而产生的颠倒现象。情感反应与相应的外界刺激的性质及内心体验不相符合。如遇到悲哀事件，却非常高兴愉快；碰到高兴事件，却痛苦悲伤。常见于精神分裂症。

（2）情感幼稚　患者的情感缺乏克制，极易流露，如同小孩一般表现。患者对外界刺激反应迅速而强烈，稍遇刺激则号啕大哭或暴跳如雷，而稍加安抚则破涕为笑。常见于精神分裂症青春型、癔症、痴呆。

（三）意志障碍

1. 意志增强　患者的意志活动增多，不同的精神障碍表现不同。如躁狂状态意志增强时，患者终日不知疲倦地忙忙碌碌，但常常虎头蛇尾，做事有始无终；而被害妄想的患者意志增强时则会因受妄想的支配，不断调查了解，寻找所谓的证据到处控告等。

2. 意志减退　患者的意志活动减少，情绪低落，对一切事物缺乏兴趣，意志消沉，不愿活动。常见于抑郁症。

3. 意志缺乏　患者的意志缺乏，对任何活动缺乏动机要求，个人生活极端懒散，个人及居室卫生极差。常见于精神分裂症精神衰退时，也可见于痴呆患者。

（四）运动及行为障碍

1. 精神运动性兴奋

（1）协调性精神运动性兴奋　言语动作协调有序，动作有目的，与现实不脱节。常见于情绪性精神障碍躁狂发作。

（2）非协调性精神运动性兴奋　言语动作紊乱，动作缺乏目的，常有突然冲动行为，使人难以理解。常见于精神分裂症的青春型或紧张型，也可见于意识障碍的谵妄状态。

2. 精神运动性抑制

（1）违拗症　患者对他人提出的要求没有相应的行为反应，甚至加以抗拒。常见于紧张型精神分裂症。

（2）刻板动作　患者持久地重复某一单调动作，常伴有刻板言语。常见于紧张型精神分裂症。

（3）模仿动作　患者无目的地模仿他人动作，伴有模仿言语。常见于紧张型精神分裂症，也可见于脑器质性精神障碍等。

（4）作态　患者会做出古怪、幼稚、愚蠢的姿势或动作。常见于精神分裂症。

二、人格障碍

（一）人格障碍概述

1. 概念　人格障碍是指人格特征显著偏离正常，使患者形成特有的行为模式，对环境适应不良，常影响其社会功能，甚至与社会发生冲突，给自己或社会造成恶果。人格障碍常开始于幼年，青年期定型。持续至成年期或终生。人格障碍有时与精神疾病有相似之处或易于发生精神疾病，但其本身尚非病态。严重躯体疾病，伤残，脑器质性疾病、精神疾病或灾难性生活体验之后发生的人格特征偏离，应列入相应疾病的人格改变。儿童少年期的行为异常或成年后的人格特征偏离尚不影响其社会功能时，暂不诊断为人格障碍。

2. 影响因素

（1）生物因素

1）遗传因素　家系调查资料提示，人格障碍者亲属中人格障碍的发生率与血缘关系呈正比，血缘关系越近，发生率越高。

2）脑发育因素　有研究指出，人格障碍者脑电图异常的比率高于正常人群。

（2）心理社会因素　幼年心理成长发育过程中遭遇过精神创伤或生活刺激均可对幼儿人格的形成产生不利影响。此外，家庭、学校教养方式不当也是影响人格发育的重要因素。不良的社会生活环境、扭曲的价值观念对人格障碍的形成起到重要作用。

（二）常见人格障碍

1. 偏执型人格障碍　是以明显的猜疑或偏执为主要特征的人格障碍。这类人自我评价过高，容易固执己见，对批评和挫折过分敏感，不能宽容；对他人不信任，多疑，易将别人无意的或友好的行为误解为敌意而产生歪曲体验；心胸狭隘，好胜心强，好嫉妒，常有某些超价观念和不安全感，不愉快，缺乏幽默感，人际关系不良。易发生偏执狂或偏执型精神分裂症。多见于男性。

2. 分裂型人格障碍　是以观念、外貌和行为奇特，人际关系有明显缺陷和情感冷淡为主要特征的人格障碍。一般在童年早期开始长期存在，主要表现为敏感、退缩、胆怯、孤僻、沉默，情感冷漠，不能表达对他人的情感，对表扬或批评无动于衷。爱好不多，过分沉湎于幻想，行为怪异，缺乏亲密人际关系。

3. 反社会型人格障碍　以行为不符合社会规范为主要特点。这种人情感淡漠，对他人漠不关心；易激惹，具有高度的攻击性；即使给别人造成痛苦，也很少感到内疚，缺乏羞耻感和罪恶感；他们的认知完好，但行为未加深思熟虑，不考虑后果，忽视社会道德规范、行为准则和义务，常发生不负责任的行为，甚至违法乱纪；不能从经历中吸取经验教训，因此虽屡受惩罚，也不易接受教训，屡教不改。不能与他人维持长久的关系，容易责怪他人，或为自己的粗暴行为进行辩解。临床表现的核心是缺乏自我控制能力，是人格障碍中对社会影响最为严重的类型。多见于男性。

4. 冲动型人格障碍　以无法自控的爆发性情绪和行为为主要特点。行为有不可预测和不考虑后果的倾向。这种人常因微小的刺激而突然爆发非常强烈的愤怒和冲动，这种突然出现的情绪和行为变化和平时是不一样的。他们在不发作时是正常的，对发作时的所作所为感到懊悔，但不能防止再发，这种冲动发作也常因少量饮酒而引起。多见于男性。

5. 依赖型人格障碍 以缺乏独立，多有无助感、无能感和缺乏精力，害怕被人抛弃为主要特征。这种人缺乏自信，极度依赖别人，没有别人的反复劝告和保证便无法做出日常决定；不能独立活动，为了获得别人的帮助，需要时刻有人在身旁。过分顺从别人，当亲密关系终结时则有被毁灭和无助的体验。有一种将责任推给他人来对付逆境的倾向。多见于女性。

6. 自恋型人格障碍 具有自我夸大的倾向，他们渴望得到赞美、对别人缺乏同情心。具有这种障碍的人常常夸大自我重要感，沉浸在无止境的对成功、权力和美貌的幻想中。他们通常相信自己是出众的、特别的，或者是独一无二的，同时他们期望别人也这样看待自己。

7. 边缘型人格障碍 是以情感、人际关系、自我形象的不稳定及伴有多种冲动行为为特征的一组复杂又严重的人格障碍。这种人缺乏自我目标和自我价值感，情绪常有强烈变化，非常害怕孤独和被抛弃；非常依赖身边亲密的人，但又无法控制与之争吵；常见的冲动行为包括自残、自杀、酗酒、大肆挥霍、赌博、偷窃、药物滥用、贪食、淫乱等；在应激情况下可有短暂的精神病性症状。女性多于男性。

三、神经症性障碍

（一）神经症概述

1. 概念 神经症是一组主要表现为焦虑、抑郁、恐惧、强迫、疑病症状，或神经衰弱症状的精神障碍。本障碍有一定人格基础，起病常受心理社会环境因素的影响。症状没有可证实的器质性病变作为基础，与患者的现实处境不相称，但患者对存在的症状感到痛苦和无能为力，自知力完整或基本完整，病程多迁延。常见的神经症包括强迫症、焦虑症、恐惧症、神经衰弱、癔症等。

2. 影响因素

（1）遗传因素 不少研究报道表明，某些神经症的发病与遗传因素有关，多数的家系调查均发现神经症的血缘亲属中患病比率高于一般居民。家庭中两系三代成员中有神经症者易患神经症。这里谈到的遗传，并不是说神经症是一种遗传性疾病，而是说易感素质可以遗传，至于是否发病，还受很多后天因素的影响。

（2）人格因素 常是神经症产生的基础，神经症患者在病前通常都有一定的人格特点，如多愁善感、焦虑不安、古板、严肃、悲观、保守、孤僻和安静等。这种有易病素质的人，在环境因素的作用下较易发病。

（3）生活事件因素 应激性生活事件常是神经症产生的直接诱因，各种现实压力、挫折可直接诱发出人们的负性情绪。如不能适宜地处理，常会迁延而致神经症。如长期的学习压力可致神经衰弱，父母感情不和导致孩子的焦虑或抑郁性神经症等。

（4）社会文化因素 与神经症的发病及临床表现密切相关。如神经衰弱、强迫症和恐惧症的患病率农村低于城市。在文化水平较低的人群中，迷信观念、错误传说、不当的卫生宣传等，可成为癔症、疑病症和恐惧症的发病诱因；而文化程度较高的人群神经衰弱和强迫症患病率较高。

（二）常见神经症

1. 强迫症 🅴 微课2

（1）概念 强迫症是以强迫观念和强迫动作为主要表现的一种神经症。以有意识的自我强迫与有意识的自我反强迫同时存在为特征，患者明知强迫症状的持续存在毫无意义且不合理，却不能克制其反复出现，越是企图努力抵制，越是感到紧张和痛苦。

（2）影响因素

1）遗传因素 患者近亲中的同病的患病率高于一般居民。如患者父母中本症的患病率为5% ～

7%。双生子调查结果也支持强迫症与遗传有关。

2）器质性因素　临床上昏睡性脑炎、颞叶挫伤、癫痫的患者可见强迫症状。而外科治疗显示切除尾神经束边缘脑白质对改善强迫症状有效，提示与上述部位的功能有关。

3）生化因素　有研究认为，5–HT神经系统活动减弱导致强迫症产生，用增多5–HT生化递质的药物可治疗强迫症。

4）心理社会因素　当躯体健康不佳或长期心身疲劳时，均可促进具有强迫性格者出现强迫症。

（3）临床表现

1）强迫观念　包括：①强迫思想，患者脑中常反复出现一些词或短句，虽然毫无意义但却无法摆脱；②强迫性穷思竭虑，患者经常在一些毫无意义的问题上冥思苦想，无法克制，患者每天沉浸在这些思考中，正常的思维、活动都受到影响，患者知道自己这样的思考毫无意义，但是无法停下，必须不停地思考下去，希望能够找到一个答案后停止思考；③强迫怀疑，患者对自己的行动是否正确，产生不必要的疑虑，对已经完成的事情仍不能放心，要反复核实；④强迫联想，患者脑子里出现一个观念或看到一句话，便不由自主地联想起另一个观念或语句，如想起"和平"，立即联想到"战争"；看到"拥护……"，就会联想到"打倒……"等；⑤强迫意向，患者反复体验到想要做某种违背自己意愿的动作或行为的强烈内心冲动，虽然明知这些想法是很荒谬的，自己也不会如此做，却无法摆脱这种内心冲动。

2）强迫行为　包括：①强迫检查，患者不能控制地反复检查自己刚做过的事情，如反复检查门窗是否锁好，炉子是否熄灭等，这些强迫动作大部分都是由强迫怀疑引起的；②强迫洗涤，患者多次反复洗手或洗物件，明知已洗净，但心中总摆脱不了"感到脏"，因此无法控制，甚至将手洗破仍无法阻止自己的行为，为此痛苦不已；③强迫性仪式动作，患者在做某一行为时必须按照一套固定的先后次序，并重复做这一系列动作，否则就会焦虑不安，如果出错或中间被打断，就必须要重新开始，直到患者满意为止；④强迫询问，患者常对自己所说的话或所做的事的正确性表示怀疑，反复询问别人自己有没有说错话或做错事。

2. 焦虑症

（1）概念　焦虑症是以发作性或持续性情绪焦虑和紧张为主要临床相的神经症。常伴有头晕、胸闷、心悸、呼吸困难、口干、尿频、出汗、震颤和运动不安等明显的躯体症状，其紧张或惊恐的程度与现实情况不符。

（2）影响因素

1）遗传因素　在焦虑症的发生中起重要作用，其血缘亲属中同病患病率为15%，双卵双生子的同病患病率为2.5%，而单卵双生子为50%。

2）乳酸盐假说　有人发现焦虑症患者运动后血液中乳酸盐较对照组高。如果给患者注射乳酸钠则大部分患者可诱发惊恐发作，另有国内资料发现，广泛性焦虑和惊恐发作的患者其血液乳酸水平均较正常对照组显著增高。

3）心理社会因素　焦虑反应的强弱程度与个体素质差异有关。应激性事件作为一种诱发因素，是在性格基础上发挥作用的，有些患者敏感、胆怯、易紧张、过分自责、适应环境差等，这种与性格特征关系密切的焦虑称为特质性焦虑。此外，胆小羞怯、缺乏自信或躯体情况不佳者，对心理社会应激的应对能力较差，易发生焦虑。父母的性格特征及社会的教育方式等与焦虑症的发病亦存在相关。

（3）临床表现

1）广泛性焦虑障碍　又称慢性焦虑障碍，是一种不能自控的，没有明确对象或内容的恐惧，察觉到有某种实际不存在的威胁将至，而紧张不安、提心吊胆的痛苦体验。还伴有颤动等运动性不安，胸部紧压等局部不适感，及心慌、呼吸加快、面色苍白、出汗、尿频、尿急等自主神经功能亢进症状。

2）惊恐障碍　又称急性焦虑症，患者突然出现强烈恐惧，犹如"大难临头"或"死亡将至"的体验，而尖叫逃跑、躲藏或呼救，可伴有呼吸困难、心悸、胸痛或不适、眩晕、呕吐、出汗、面色苍白、颤动等自主神经功能障碍。每次发作持续数小时，一月可数发，间歇期可无明显症状。

3. 恐惧症

（1）概念　恐惧症是指患者在面对某些特定的客体或处境时，产生异乎寻常的恐惧与紧张不安，明知没有必要，但仍不能防止恐惧发作。发作时常伴有显著的焦虑和自主神经症状。患者极力回避所害怕的客体或处境，或是带着畏惧去忍受，从而影响其正常活动。

（2）影响因素

1）遗传因素　通过双生子同病患病率和家系的研究提示，遗传因素在社交恐惧症的发病中具有中等程度的作用。广场恐惧症具有家族遗传倾向，尤其会影响女性亲属。

2）生化因素　有研究表明，恐惧症患者神经系统的惊醒水平增高，这种人敏感警觉，处于过度觉醒状态，其体内交感神经兴奋占优势，肾上腺素、甲状腺素的分泌增加，但这种生理状态与恐惧症的因果关系尚难分清。

3）心理社会因素　患者在首次发病前可能会有某种精神刺激因素。部分患者具有内向、胆小、害羞、被动、依赖、焦虑等人格特点。幼年受到母亲的过度保护，成年后易患此症。

（3）临床表现

1）场所恐惧症　是恐惧症中最常见的一种，患者对某些特定环境感到恐惧，如广场、密闭的环境和拥挤的公共场所等，患者害怕离家或独处，因而回避这些环境，外出需人陪伴，严重者不敢出门，长期困居家中。

2）社交恐惧症　患者害怕与人交往或当众说话，担心当众出丑或处于难堪的境地，因此尽力回避。常起病于少年或成年早期，常为隐渐起病，无明显诱因，也有在一次羞辱的社交经历后急性起病者。

3）单纯性恐惧症　患者只害怕某些特定物体或情境，如害怕接近特定的动物（如狗、蛇、昆虫）、害怕高处、雷鸣、黑暗、飞行、封闭空间、公厕大小便、进食某些东西、目睹流血或创伤、尖锐的物品，以及害怕接触特定的疾病（如放射性疾病、艾滋病患者等）。

4. 神经衰弱

（1）概念　神经衰弱是指由于长期处于紧张和压力下，精神容易兴奋和脑力容易疲劳，常伴有紧张、烦恼、易激惹等情绪症状及肌肉紧张性疼痛、睡眠障碍等生理功能紊乱症状。青壮年期发病较多，脑力工作者较常见。

（2）影响因素

1）精神因素　是诱发神经衰弱的主要原因，凡是能引起神经活动过度紧张并伴有不良情绪的情况都可能是神经衰弱的致病因素，如亲人死亡、家庭不和睦、事业失败、人际关系紧张、生活节律颠倒及长期心理矛盾得不到解决等。

2）性格因素　敏感、多疑、胆怯、悲观、自制力差等，性格特征明显者可因一般性精神刺激而发病，性格特征不显著者则必须在较强烈或较持久的精神刺激之后才发病。

3）躯体因素　各种躯体疾病或能削弱躯体功能的各种因素，均能助长本症的发生。

（3）临床表现

1）脑功能衰弱　患者常感脑力和体力不足，容易疲劳，精神萎靡、疲乏无力、困倦思睡、头晕脑涨、注意力不集中、记忆力减退、近事遗忘、工作不持久、效率下降，但智力正常，意志薄弱，缺乏信心和勇气，容易悲观失望，对刺激过度敏感，如对声、光刺激或细微的躯体不适特别敏感。

2）情绪症状　情绪容易兴奋，可因小事而烦躁、忧伤、易激惹或焦急苦恼，事后又懊丧不已。

3）心理生理症状　神经衰弱患者常有大量的躯体不适症状，但经检查未见器质性病变。这些症状实际上是一种生理功能紊乱的现象，多与患者的心理状态有关，常见如睡眠障碍与紧张性头痛。

5. 癔症

（1）概念　癔症也被称为分离（转换）性障碍，是由明显精神因素、暗示或自我暗示所导致的、以分离症状（部分或完全丧失对自我身份识别和过去的记忆）和转换症状（在遭遇无法解决的问题和冲突时产生的不快心情，以转化成躯体症状的方式出现）为主要表现形式的精神障碍。症状无器质性基础，起病常受心理社会（环境）因素影响，病程多反复迁延。多见于女性。

（2）影响因素

1）遗传因素　国外资料表明，癔症患者的近亲中本症发生率为 1.7%～7.3%，较一般居民高，女性近亲中发生率为 20%。我国福建地区报道患者具有阳性家族史者占 24%。

2）个性因素　具有癔症个性的人易患癔症，所谓癔症个性即表现为情感丰富、有表演色彩、自我中心、富于幻想、暗示性高。

3）生理因素　临床发现神经系统的器质性损害有促发癔症的倾向，在某些躯体疾病或躯体状况不佳时，由于能引起大脑皮层功能减弱而成为癔症的发病条件。

4）精神因素　使患者感到委屈、气愤、精神紧张、恐惧等精神刺激或重大生活事件，往往是初次发病的直接原因。一般来说，精神症状常常由明显而强烈的情感因素引起，躯体症状多由暗示或自我暗示引起，首次发病的精神因素常决定以后的发病形式、症状特点、病程和转归。

5）社会文化因素　风俗习惯、宗教信仰、生活习惯等对本病的发生与发作形式及临床表现等也有一定影响。

（3）临床表现

1）分离性障碍　临床表现为意识及情感障碍，意识障碍以意识狭窄、蒙眬状态为多见，意识范围缩小，有的呈梦样状态或酩酊状态。意识障碍时各种防御反射始终存在，并与强烈的情感体验有关，可以有哭笑打滚、捶胸顿足、狂喊乱叫等情感暴发症状，有时呈戏剧样表现，讲话内容与内心体验有关，因此容易被人理解。

2）转换性障碍　主要表现为随意运动和感觉功能障碍，提示患者可能存在某种神经系统或躯体疾病，但体格检查、神经系统检查和实验室检查都不能发现其内脏器官和神经系统有相应的器质性损害。其症状和体征不符合神经系统解剖生理特征，而被认为是患者不能解决的内心冲突和愿望具有象征意义的转换。

四、性心身障碍

（一）性心身障碍概述

1. 概念　性心理障碍又称性变态、性欲倒错，是性心理和性行为明显偏离正常，并以这种偏离行为作为性兴奋、性满足的主要或唯一方式的一种心理障碍。患者对常人不引起性兴奋的某些物体或情境，有强烈的性兴奋作用，而在不同程度上干扰了其正常的性行为方式。当已歪曲的性冲动付诸行动时多导致违纪违法。其正常的异性恋受到全部或者某种程度的破坏、干扰或影响。一般的精神活动并无其他明显异常。

2. 影响因素

（1）生物因素　有研究证明，染色体的异常，尤其是性染色体的异常，会影响胚胎发育时的性激素水平，从而造成性身份障碍以及性偏好障碍。颞叶病变可致恋物症、异装症、性施虐症等。某些精神障碍，如精神分裂症、精神发育迟滞、老年性痴呆等，可伴有性变态行为。

（2）心理因素　精神动力学理论认为，性变态是性心理发育过程中异性恋发展遭受失败，被阻于儿童的早期阶段。通常是男性，来源于儿童早期的恋母情结时的阉割焦虑和分离焦虑，如母爱被剥夺、遭受遗弃等。这种压抑在潜意识中的幼儿性欲，如果冲破压抑直接地在意识行为中表现出来，便成为性变态，如露阴症、窥阴症、摩擦症、恋物症等。

（3）社会因素　儿童期家庭教养不当、过早接触淫秽色情物品均可造成性变态。生活事件，如恋爱受挫、婚姻的不满意、家庭气氛紧张、事业不顺等，也均可造成性行为上的变态。此外，某些人格，如内向、怕羞、孤僻、缺乏社会交往能力等，也容易产生性变态。

（二）常见性心身障碍

1. 性身份障碍　主要是指易性症，患者心理上对自身性别的认定与解剖生理上的性别特征相反，持续存在改变本身性别的解剖生理特征以达到转换性别的强烈愿望，其性爱倾向为纯粹同性恋。

2. 性偏好障碍

（1）恋物症　将接触异性穿戴或佩带的物品作为引起性兴奋的主要方式。几乎仅见于男性。这类患者大多数性功能低下，对性生活胆怯，他们为了获得异性物品，不惜采取偷盗手段，以致触犯刑律，遭到逮捕或惩罚，但过后又会重犯。

（2）异装症　通过穿戴异性服饰而得到性欲满足，喜欢从头到脚穿着打扮成异性。多见于男性。

（3）露阴症　以反复向陌生异性显露自己的生殖器而求得性欲满足。大多数是男性。常出没于昏暗的街道角落，厕所附近、公园僻静处或田野小径上，遇到女性则迅速显露其生殖器，或进行手淫，从对方的惊叫、逃跑或厌恶反应中获得性满足。

（4）窥阴症　以偷窥别人的性活动或异性裸露的身体取得性兴奋。几乎只见于男性。大多数患者性格胆小，性生活能力不足，也不采用暴力来满足自己的性欲要求。常冒着被捕的危险，不择手段地去偷看异性洗浴或排便，多伴有手淫。

3. 性功能障碍　指性交过程中的一个或几个环节发生障碍，以致不能产生满意的性交所必需的生理反应及快感缺乏。

（1）性欲减退　持续存在性兴趣和性活动的降低，甚至丧失，但不一定没有性的兴奋或快感。

（2）阳痿　性交时阴茎不能勃起、勃起无力或勃起不能持久，以致不能产生或维持满意的性交过程。但在其他情况如手淫、睡梦、早晨醒来时可以勃起。

（3）阴冷　成年女性有性欲，但难以产生或维持满意的性交所需要的生殖器的适当反应，以致性交时阴茎不能舒适地插入阴道。

（4）早泄　性交时男性对于射精缺乏合理的控制能力，以致在双方不愿结束性交之前就射精，使双方均不能获得快感。严重者可在阴茎插入阴道前或尚未勃起时就射精。

五、物质相关障碍

（一）酒瘾

酒瘾是一种对饮酒失去控制，且反复发生的以中毒为结局的严重饮酒行为。这种酒依赖包括明显的酗酒行为，耐受性不断增加，反复的戒断症状和不顾不良后果继续饮用。酒瘾在 18～44 岁的人群中最多见，男性约为女性的 6 倍。遗传、心理社会因素起着主要的作用。一般采用厌恶疗法进行治疗。

（二）烟瘾

烟瘾是一种由烟草中的活性成分尼古丁使烟民得到刺激并最终导致生理依赖的行为。吸烟具有一定的社会性，在社交中具有一定的社会功能，但同时又可能诱发多种疾病，对个体健康危害极大。烟瘾的形成主要受以下因素影响：①好奇；②模仿；③交际需要；④消愁；⑤提神；⑥显示自己成熟。

目前主要的戒烟方法有认知疗法、厌恶疗法、家庭疗法、控制环境、饮食治疗等。

（三）药物依赖

指对药物有强烈的渴求。患者为了谋求服药后的精神效应以及避免断药而产生的痛苦，强制性地长期或周期性地服用。耐药性是指重复使用某种药物,其应用效果逐渐减低,如欲得到与用药初期的同等效应,必须加大剂量。药物依赖性有精神依赖和躯体依赖之分。精神依赖是指患者对药物的渴求,以期获得服药后的特殊快感。容易引起精神依赖的药物有吗啡、海洛因、可待因、哌替啶及巴比妥类、乙醇、苯丙胺、大麻、盐酸萘甲唑啉滴鼻液、盐酸曲马多等。药物依赖是一种对药物使用的不良适应方式,这种方式持续时间超过 1 个月或在长时间内周期性复发。当生理依赖出现并超过 1 个月时认为药物依赖出现。出现依赖后三种最常见的表现为强烈的渴求、耐受性及戒断症状。

(四)进食障碍

进食障碍以进食或进食相关行为的持续性紊乱为特征,导致食物消耗或吸收的改变,并显著损害躯体健康或心理社交功能。主要包括神经性厌食和神经性贪食。

1. 神经性厌食 是一种多见于青少年女性的进食行为异常,特征为故意限制饮食,使体重降至明显低于正常的标准,为此采取过度运动、引吐、导泻等方法以减轻体重。经常过分担心发胖,甚至已明显消瘦仍自认为太胖,即使医师进行解释也无效。本症并非躯体疾病所致的体重减轻,患者节食也不是其他精神障碍的继发症状。其发病原因主要是心理因素,人格的易感性有一定作用,社会文化、生物学因素与该病的发生也有关系。

其主要临床表现为主动拒食或过分节食,导致体重逐渐减轻,形体消瘦,体象障碍及神经内分泌的改变。该病一般起病缓慢,部分患者起病前体型稍胖,并对体重非常敏感,喜欢苗条身段,整日专注于自身的体重、体形,严格控制每日的进食量。之后,进食量逐渐减少,虽然已骨瘦如柴,但仍认为肥胖,有的患者由于过度节食,可出现间歇贪食,但饱餐之后立即自行引吐、导泻,以致营养不良,皮肤干燥,血压和体温下降,脉搏迟缓,严重者出现水电解质紊乱,且易并发其他感染。并可出现精神症状,如焦虑不安、抑郁悲观、失眠、注意力不集中、易激惹等。由于节食引起内分泌功能紊乱,女性可出现月经稀少或闭经,男性可出现性欲减退。如果于青春期之前发病,则表现为第二性征发育延迟。

2. 神经性贪食 特征为反复发作和不可抗拒的摄食欲望及暴食行为,患者有担心发胖的恐惧心理,常采取引吐、导泻、禁食等方法以消除暴食引起发胖的极端措施。可与神经性厌食交替出现,两者具有相似的病理心理机制及性别、年龄分布。多数患者是神经性厌食的延续者,发病年龄较神经性厌食晚。该病的发病机制尚未清楚,一般认为可能与心理因素、家庭环境因素、社会文化因素、遗传因素、生化代谢因素有关。

其主要临床表现为发作性不可抗拒的摄食欲望和行为,一般在短时间摄入大量食物、进食时常避开人,在公共场合则尽量克制。过后因担心发胖的恐惧心理或为了减轻体重,反复采用自我引吐、服用泻药或利尿剂、节食及大量运动,随着病情的进展,患者可根据自己的意愿吐出食物。反复呕吐会导致机体电解质紊乱和躯体并发症(手足抽搐、癫痫发作、心律失常、肌无力、月经紊乱、皮肤及口腔溃疡等),及随后体重的严重下降。

目标检测

答案解析

一、单选题

1. 以下因素中与异常心理的发生无关的是( )

    A. 心理因素   B. 社会因素   C. 生物因素

    D. 药物因素   E. 行为因素

2. 对异常心理进行判断时经常采用( )

    A. 个人体验标准、社会适应标准、统计学标准和医学标准

B. 医生经验标准、社会适应标准、统计学标准和医学标准

C. 经验标准、社会适应标准、统计学标准和医学标准

D. 经验标准、社会改造标准、统计学标准和医学标准

E. 经验标准、社会适应标准、测量学标准和医学标准

3. 以下心理活动障碍中属于情感障碍的是（　　）

A. 错觉 　　　　　　　B. 焦虑 　　　　　　　C. 妄想

D. 意志增强 　　　　　E. 违拗症

4. 以下不属于人格障碍影响因素的是（　　）

A. 遗传因素 　　　　　B. 脑发育因素 　　　　C. 幼年创伤

D. 恋爱经历 　　　　　E. 家庭教育方式

5. 以下关于性心身障碍的描述，正确的是（　　）

A. 患者一般的精神活动无其他明显异常

B. 性染色体的异常，会影响青少年发育时的性激素水平，从而造成性身份障碍以及性偏好障碍

C. 过早接触性教育课程可造成性变态

D. 露阴症患者大多数是女性

E. 窥阴症患者常采用暴力来满足自己的性欲要求

二、思考题

张某，男，19岁，某大学一年级学生。性格胆小、内向、敏感，追求完美。高中时成绩不错，进入大学后发现周围人都很优秀，并且对大学学习方法不太适应，导致期中考试成绩不理想。期末考试时，压力变大，成绩中等偏下，产生了焦虑和自卑情绪。第二学期后，功课越来越多，他心情更加烦躁，无法静心学习。自述整天提心吊胆、忐忑不安，总感觉要有不好的事情发生。以前喜欢做的事也懒得去做了，室友喊着去打球也不想去。入睡困难，即使睡着了，也很容易惊醒，然后就在寝室里走来走去，坐立不安。白天没精神，吃不下饭。有时感觉胸闷气短、心慌，甚至双手还会不由自主地颤抖。看着周围同学都在努力，认为自己努力也没有用，心里像有座山在压着，无法排遣，想改变又不知道怎么做。

请问：1. 张某最有可能是哪种心理障碍？

　　　2. 分析张某罹患该病的影响因素。

（潘　博）

书网融合……

本章小结　　　　　微课1　　　　　微课2　　　　　题库

第六章　心身疾病

学习目标

　　1. 通过本章学习，重点把握心身疾病的概念和影响因素；心身疾病的诊断、治疗和预防；不同年龄阶段常见的心身疾病；不同系统常见的心身疾病。

　　2. 能够对不同年龄、不同系统的常见心身疾病进行诊断，形成对心身疾病的正确认识；具有从医学心理学视角对心身疾病患者进行有针对性的矫治与关爱的能力。

情境导入

　　情景描述　患者，男，43 岁，工人。自幼性格内向，少与人交往。遇事冲动、任性、脾气暴躁。23 岁后开始饮酒，婚后常因饮酒或家庭琐事与妻子争吵，夫妻关系紧张。常与工友、领导发生矛盾，经常借酒浇愁。对妻女、父母毫不关心。酒后脾气暴躁，张口骂人。34 岁左右开始上腹经常隐隐作痛，酒量加重。但患者难以控制饮酒，腹痛持续存在。离婚后饮酒量增加，时常哭泣伴失眠。到医院检查，诊断为慢性胰腺炎。

　　讨论　1. 患者所患疾病的影响因素有哪些？

　　　　　　2. 患者所患疾病与其个性特点和经历有什么联系？

第一节　心身疾病概述

　　传统的医学研究和实践注重理解和控制疾病的解剖、生理和生化因素，而医学心理学则把注意力放在与疾病相关的心理因素的发现和干预上。随着时间的推移，科学范式不断变化着。从 17 世纪开始，在人类与疾病斗争的历史长河中，因果论曾经成为一个占据统治地位的医学科学范式。但是，从 20 世纪 60 年代开始，这个范式由于其明显的局限性而不断受到挑战。人们逐渐认识到生物、心理、社会 3 个因素在疾病的发生和发展中共同起到不同的作用。一个新的科学范式——交互影响论正在逐渐替代原来的因果论，并且越来越被人们所关注。进入 21 世纪的今天，人们已经逐渐接受了任何疾病都是由生物、心理、社会因素共同作用而致的观点。人是一个生理和心理紧密结合的有机整体，身心健康与疾病之间共同起着重要作用。

一、心身疾病的概念与特点

（一）心身疾病的概念

　　现代医学和心理学研究已经证实，许多疾病的发生都直接或间接与心理或社会因素有关，心身疾病所涉及的范围也越来越广泛。要理解心身疾病应该先认识心身反应和心身障碍。

　　1. 心身反应　是指机体在应激状态下所出现的一系列短暂反应，如心率加快、血压上升、呼吸急促、骨骼肌张力增强或减弱等，机体警觉性增高。当应激状态解除后，上述变化也随之消失。心身反应是机体在应激状态下普遍存在的一种非特质性反应，它可使机体有效地对抗和耐受各种外界刺激的侵袭。

2. 心身障碍 是当心理应激持久而强烈时，机体难以适应，出现一系列自主神经功能、内分泌功能的紊乱。机体内环境平衡失调，出现的系统性临床症状，但尚无显著的躯体器质性改变。如性障碍、睡眠障碍等。心身障碍进一步发展或合并其他致病因素，使机体发生病理改变，当具有器质性改变时，便称之为心身疾病。

3. 心身疾病 又称心理生理疾病，是指心理社会因素在疾病的发生、发展和转归中起重要作用的躯体器质性疾病。其发生、发展、转归和预后，均与心理社会应激因素密切相关。心身疾病有狭义和广义之分。狭义的心身疾病是指心理社会因素在发病、发展过程中起着重要作用的躯体器质性疾病，如冠心病、原发性高血压和溃疡病。广义的心身疾病是指心理社会因素在发病、发展过程中起着重要作用的躯体器质性疾病和躯体功能性障碍。而这种心理社会因素在发病、发展过程中起着重要作用的躯体功能性障碍则称为心身障碍，如偏头痛。因此，广义的心身疾病概念包括了狭义的心身疾病和心身障碍。从上述定义上看，心身疾病是一种躯体疾病，即与一般的躯体疾病一样有着明确的器质性病理改变。从病因上，心理社会因素在心身疾病中起重要作用。如果要冠以心身疾病，需要符合以下两条标准：①有明确而具体的躯体症状或者病理改变；②心理因素对其形成或者恶化具有显著的作用。

（二）心身疾病的特点

心身疾病有下列几个特点：①以躯体症状为主，即有明确的器质性病理过程或已知的病理生理过程；②由情绪、人格和行为因素引起；③躯体变化与正常伴发于情绪状态时的生理变化相同，但更为强烈和持久；④区别于神经症或精神病。

二、心身疾病的分类

在各种疾病中，有许多被认为是心身疾病，主要涉及受自主神经支配的系统与器官，其种类很多。

（一）内科心身疾病

1. 心血管系统 原发性高血压、原发性低血压、冠状动脉粥样硬化性心脏病（冠心病）、阵发性心动过速、心率过缓、期外收缩、神经性循环衰弱症等。

2. 消化系统 胃溃疡、十二指肠溃疡、神经性呕吐、神经性厌食症、溃疡性结肠炎、过敏性结肠炎、贲门痉挛、习惯性便秘、直肠刺激综合征等。

3. 神经系统 偏头痛、肌紧张性头痛、自主神经失调症、心因性知觉异常、慢性疲劳等。

4. 内分泌代谢系统 甲状腺功能亢进、阿迪森病（Addison disease）、甲状旁腺功能亢进、甲状旁腺功能低下、垂体功能低下、糖尿病、低血糖等。

（二）外科心身疾病

全身性肌肉痛、书写痉挛、外伤性神经症、阳痿、过敏性膀胱炎、类风湿关节炎等。

（三）妇科心身疾病

痛经、月经不调、经前期紧张症、功能性子宫出血、功能性不孕症、性欲减退、更年期综合征、心因性闭经等。

（四）儿科心身疾病

心因性发热、站立性调节障碍、继发性脐绞痛、异食癖、神经性呕吐、夜间遗尿症、日间尿频、夜惊等。

（五）眼科心身疾病

原发性青光眼、中心性视网膜炎、眼肌疲劳、眼肌痉挛等。

（六）口腔科心身疾病

复发性慢性口腔溃疡、特发性舌痛症、口臭、唾液分泌异常、咀嚼肌痉挛等。

（七）耳鼻喉科心身疾病

梅尼埃病、咽喉部异物感、耳鸣、晕车、口吃等。

（八）皮肤科心身疾病

神经性皮炎、皮肤瘙痒症、圆形脱发、全脱、多汗症、慢性荨麻疹、牛皮癣、湿疹、白癜风等。

（九）其他与心理因素有关的疾病

癌症、肥胖症等。

三、心身疾病的影响因素 🖥 微课1

（一）情绪

一般认为，心理因素影响躯体内脏的重要媒介是情绪的活动，情绪可分为积极和消极两大类。

1. 积极情绪　一般对人类的生命活动起着良好的促进作用，可以提高人体活动（脑力和体力劳动）的强度和效率，保持人体健康，但是过度兴奋也会对机体造成负面的影响。

2. 消极情绪　包括愤怒、恐惧、焦虑、抑郁等。

情绪的产生是适应环境过程中的一种必要的反应，但如果强度过大或持续时间过长，就可能导致神经及内分泌系统活动的失调，对机体器官功能产生不利的影响，最终导致某些器官或系统的疾病。这是因为，情绪活动的同时必然会伴随体内一系列复杂的生理、生化的变化，特别是自主神经功能的改变。例如，当个体受到来自外界的威胁时，会产生焦虑和愤怒的情绪，造成肾上腺素和肾上腺皮质激素的分泌增加、心率加快、血管收缩和血压升高，呼吸加深加快、胃肠蠕动减慢等生理变化。如果这种情绪是短时间的，则对机体的危害较小；如果持续的时间很长或频率增加，则这种持久的负性情绪会造成体内不可逆的生理、生化改变和自主神经系统的功能失调，持续下去会导致器官和组织的病变。

（二）人格特征

每个人都有自己独特的行为风格，这正是人独特性的体现。但是，从人格的角度来看，人格特征对人体疾病的影响，尤其对心身疾病的发生、发展和转归过程的影响不难被发现。同样的致病因素作用于不同人格特征的人，就可能出现不同的结果。国外有研究者把某些心身疾病和某种特殊的行为类型（或人格特征）联系了起来，见表6-1。

表6-1　疾病与人格特征的关系

疾病	人格特征
哮喘	过分依赖，幼稚，希望被别人照顾，对人对己在感情上都模棱两可
结肠炎	听话，带有强迫性，抑郁，心情矛盾，吝啬
冠心病	忙碌，好胜、好争斗，急躁，善于把握环境
荨麻疹	渴望得到情感，有罪恶感，自我惩罚
高血压	好高骛远，愤怒被压抑，听话
偏头痛	追求完美，死板，好争斗，嫉妒
溃疡病	依赖，敌意被压抑，感情受挫折，雄心勃勃，有魅力

人格特征对疾病尤其是心身疾病有明显的影响，这是由于人格特征在以下几个方面的作用：①人格特征可作为许多疾病的发病基础或病因，如 A 型人格特征和冠心病的发病关系；②人格特征能改变许多疾病的转归过程，如 A 型人格特征的冠心病患者容易复发，死亡率也大大高于 B 型人格特征的冠心病患者；③人格特征是个体面对疾病时的个体心理资源的重要组成，影响个体抵抗力；④人格特征影响患者的决策和依从性，即影响患者在面对疾病时是否抛弃危险的生活方式，接受医疗建议，养成有利于健康的行为；⑤不同人格特征的患者，对其干预的效果不同，如对糖尿病患者的健康教育，改变其不健康的生活方式、减少致病行为是极为重要的，而这种健康教育对性格固执而不愿意改变饮食习惯的患者效果较差。

（三）生活事件

在日常生活中，每个人都会遇到各种生活事件，如亲友死亡、结婚、改变工作和生活环境等。面对这些生活事件，需要人们及时做出相应的调整，在一些人身上就可能出现不同程度的适应失调，造成紧张的情绪，对其身心带来危害，甚至导致各种身心疾病。

（四）个体易感性

在相同的社会心理刺激条件下，只有一部分人患心身疾病，或者在同样的刺激条件下，人群中会出现不同的心身疾病。造成这种差别的原因，一般认为与个体的生理特点有关。Wolff 等人认为情绪紧张对器官的影响不仅取决于心理社会因素，也取决于个体的遗传倾向，即个体易感性。

到目前为止，生物、心理和社会因素对人类疾病（特别是心身疾病）的交互影响仍然无法得到明确而有力的实证支持，主要表现在：①三者在不同疾病的发生和发展过程中各自起到的作用没有定量化；②个体生物素质、心理和社会因素在不同疾病发生和发展中的交互作用没有明确；③以交互影响论为指导的干预治疗方案的疗效仍然不甚明确。

为了探察心理因素在不同疾病的发生和发展过程中的明确作用，人们最关心以下几方面的影响。

1. 病因学　重要的生活事件、行为、人格结构是如何与生物和社会因素一起导致躯体疾病的？

2. 个体抵抗力　个体心理资源，如应对方式、社会支持、人格特质，是如何减轻应激的影响的？面对生活事件，个体在自身身体和心理特点的基础上的反应方式是如何对疾病产生影响的？

3. 疾病机制　应激源和不适应的行为是如何对人体生理产生影响的？这些影响是如何对免疫系统、消化系统和心血管系统起作用的？

4. 患者的决策　患者在危险的生活方式和保持健康的行为之间的决策过程是什么？

5. 依从性　生物、行为、自我调节、文化、社会、人际关系等因素对患者服从医疗建议的贡献有多大？

6. 干预　心理干预，如健康教育、行为治疗，对改变个体或群体的不健康生活方式、减少致病行为的有效性有多大？对疾病的康复有多大的贡献？

四、心身疾病的发病机制

（一）心理动力理论

心理动力理论重视潜意识心理冲突在心身疾病发生中的作用，认为个体特异的潜意识特征决定了心理冲突引起的心身疾病，未解决的潜意识冲突是导致心身疾病的主要原因。特殊的无意识的矛盾冲突情境，可以引起患者的焦虑及一系列无意识的防御性和退行性的心理反应。焦虑的唯一功能是向自我发出危险信号以便动员应对。如果危险无法摆脱会导致相应的自主神经功能失调，一旦作用在相应的特殊器官和易患素质的个体身上，最终将产生器质性病变或心身疾病。例如，潜意识心理冲突在迷走神经功能亢进的基础上可引起哮喘、溃疡病等，在交感神经亢进的基础上可造成原发性高血压、甲状腺功能亢进等。因而只要查明致病的潜意识心理冲突即可弄清楚发病机制。

心理动力理论发病机制的不足之处是夸大了潜意识的作用。

（二）学习理论

巴甫洛夫经典条件反射是狗的唾液分泌反射，说明条件反射是一种独立的生理反应。行为学习理论认为某些社会环境因素刺激引发了个体习得性心理和生理反应，表现为情绪紧张、呼吸加快、血压升高等。由于个体素质的缺陷，或不良环境因素的强化，或通过感应作用，使得这些习得性心理和生理反应被固定下来而演变成症状或疾病。心身疾病有一部分属于条件反射性学习，如哮喘儿童可因哮喘发作获得父母的额外关爱而被强化；不孕妇女因求子心切可导致停经和早孕反应；医学生学习何种病就出现该病的症状，这属于认知后的自我暗示，是本能性强化。这说明人类的某些疾病可以通过学习的方式而获得，例如血压升高或降低、腺体分泌能力的增强或减弱。基于此原理而提出的生物反馈疗法和其他行为治疗技术被广泛应用于心身疾病的治疗中。

行为学习理论对于心身疾病发病机制的解释：某些社会环境刺激引发个体习得性心理和生理反应，如情绪紧张、呼吸加快及血压升高等。由于个体素质上的问题，或特殊环境因素的强化，或通过泛化作用，使这些习得性心理和生理反应可被固定下来而演变成症状和疾病。紧张性头痛、过度换气综合征、高血压等心身疾病早期症状的形成和发展过程，都可以由此做出解释。

行为学习理论对疾病发生原理的理解，虽然缺乏更多的微观研究证据，但对于指导心身疾病的治疗工作已显得越来越有意义。

（三）心理生物学理论

心理生物学的研究侧重于说明发病机制，重点说明心理因素通过何种生物学机制作用于何种状态的个体，导致何种疾病的发生。它以著名生理学家坎农的情绪生理学说和巴甫洛夫高级神经活动类型学说为基础，采用严格设计的实验来研究心理因素在疾病中的作用，并用数量来表示研究中的变量；研究有意识的心理因素，如情绪与可测量的生理、生物化学变化之间的关系。心理生物学研究也重视不同种类的心理社会因素，如紧张和抑郁，可能产生不同的心身反应，强调了心理社会因素对人体的影响以及机体对疾病的易感性、适应性和对抗性等概念在致病过程中的作用。心理生物学发病机制的研究重点包括有哪些心理社会因素，通过何种生物学机制作用于何种状态的个体，导致何种疾病的发生。

根据心理生物学研究，从大体角度来看，心理神经中介途径、心理神经内分泌途径和心理神经免疫学途径，是心理社会因素造成心身疾病的三项形态学意义上的心理生理中介机制。由于心理社会因素对不同的人可能产生不同的生物学反应以及不同生物反应过程涉及不同的器官组织，因而不同的疾病可能存在不同的心理生理中介途径。

心理生理学研究也重视不同种类的心理社会因素，如紧张劳动和抑郁情绪，可能产生的不同心身反应过程。这方面也有许多研究证据，因而不同心身疾病的发生也可能与特定的心理社会因素有关。

心理生物学理论还重视心理社会因素在不同遗传素质个体上的致病性差异。有证据表明，高胃蛋白酶原血症的个体在心理因素作用下更可能产生消化性溃疡，从而确认个体素质上的易感性在疾病发生中的作用。

树立心身一体的医学观

　　钟南山说过："医师首先是医病人，不是医某个器官系统。"心理因素可影响生理活动，如焦虑、抑郁等不良情绪可通过自主神经、内分泌、免疫系统影响生理活动。而生理活动的变化也会影响心理活动。我们接待的患者不仅是有血有肉的生物体，还是具有心理属性和社会属性的社会个体。影响健康和疾病的不仅仅是生物学因素，还有不良认知、生活矛盾、各种压力等。这就要求临床医务工作者在临床工作中思考处理和解决患者的心理社会因素引发的生理痛苦，通过深入理解心身疾病的相关理论，为广大心身疾病患者提供更好、更优质的医疗服务，满足人民群众日益增长的医疗服务质量的要求。

第二节　心身疾病的诊治与预防

一、心身疾病的诊断

（一）心身疾病诊断要点

1. 确定躯体症状　有明确的病理生理过程及临床躯体症状、阳性体征及实验室检查的异常发现。

2. 寻找致病的心理社会因素　可能发现某些心理社会因素与疾病的发生发展和症状发作在时间上有密切关系，或可能发现患者存在某种特定的个性特点和对某些疾病易感的心理素质。

3. 排除躯体疾病和神经症的诊断　心身疾病要与单纯的躯体疾病和神经症相鉴别。与心身疾病特别是心身障碍比较，神经症总体的特点：以心理症状为主，其伴随的躯体症状往往具有多系统、多器官性质且反复易变或不符合病理生理规律，无实质性病理生理过程或组织损害，病因中心理社会因素成分比较大，以及可能有社会适应不良等情况。

4. 关注疾病症状与心理应激反应的相似性　心身疾病症状发作或加重，不但与心理社会刺激因素在时间上可能吻合，而且症状表现也可能与心理社会刺激因素所引起的心理应激反应有类似性。

（二）心身疾病诊断程序

1. 病史采集　除与临床各科病史采集相同外，还应特别注意收集患者心理社会方面的有关资料，例如心理发展史、个体或行为特点、生活事件和社会支持程度等。

2. 体格检查　与临床各科体检相同，但要注意体检时患者的心理行为反应方式，有时可以从患者对待体检的特殊反应方式中找出其心理素质的某些特点，例如是否过分敏感、拘谨等。

3. 心理学检查　对于初步疑为心身疾病者，应结合病史材料，采用交谈、座谈、行为观察、心理测量直至使用必要的心理生物学检查方法，如给予一定的心理负荷刺激，用生理学的方法记录患者对刺激的应激反应情况。对其进行比较系统的医学心理学检查，以确定心理社会因素的性质、内容和在疾病发生、发展、恶化和好转中的作用。

　　根据以上程序中收集的材料，结合心身疾病的基本理论，对是否为心身疾病、何种心身疾病、由哪些心理社会因素在其中起主要作用和可能的作用机制等问题做出恰当的估计。综合分析，做出诊断。

二、心身疾病的治疗

（一）心身同治原则

心身疾病应采取心、身相结合的治疗原则，但对于具体病例，则应各有侧重。

（1）对于急性发病且躯体症状严重的患者，应以躯体对症治疗为主，辅之以心理治疗。例如对于急性心肌梗死患者，综合的生物性救助措施是解决问题的关键，同时也应对那些有严重焦虑和恐惧反应的患者实施床前心理指导，如否认机制的诱导。又如对于过度换气综合征患者，在症状发作期必须及时给予对症处理，以阻断恶性循环，否则将会使症状进一步恶化，出现头痛、恐惧甚至抽搐等症状。

（2）对于以心理症状为主、躯体症状为次，或虽然以躯体症状为主但已呈慢性的患者，则可在实施常规躯体治疗的同时，重点安排好心理治疗。例如对更年期综合征患者或慢性消化性溃疡患者，除了给予适当的药物治疗，应重点做好心理和行为指导等各项工作。

（3）心身疾病的心理干预手段，应视不同层次、不同方法和不同目的而决定，支持疗法、环境控制、松弛训练、生物反馈、认知治疗、行为疗法、暗示或催眠疗法以及家庭疗法等均可选择使用。

（二）心理干预目标

1. 消除心理社会刺激因素　例如因某一事件焦虑继而使紧张性头痛发作的患者，通过心理支持、认知治疗、松弛训练或催眠疗法等，使其对这一事件的认识发生改变，减轻焦虑反应，进而在药物的共同作用下，缓解这一次疾病的发作。这属于治标，但相对容易一些。

2. 消除心理学病因　例如对冠心病患者，在其病情基本稳定后对 A 型行为和其他冠心病危险因素进行综合行为矫正，帮助其改变认知模式，改变生活环境以减少心理刺激，从而从根本上消除心理病因学因素，逆转心身疾病的心理病理过程，使之向健康方面发展。这属于治本，但不容易。

3. 消除生物学症状　主要是通过心理学技术直接改变患者的生物学过程，提高身体素质，促进疾病的康复。例如较长期的松弛训练或生物反馈疗法，能改善高血压患者循环系统功能，降低基础血压。

三、心身疾病的预防

心身疾病是心理因素和生物因素综合作用的结果，因而心身疾病的预防也应同时兼顾心、身两方面；心理社会因素一般需要相当长的时间作用才会引起心身疾病，所以心身疾病的心理学预防应从早做起。

具体的预防工作应包括：对那些具有明显心理素质弱点的人，例如有易怒、抑郁、孤僻及多疑倾向者，应及早通过心理指导加强其健全个性的培养；对于那些有明显行为问题者，如吸烟、酗酒、多食和缺少运动及 A 型行为等，应利用心理学技术指导其进行矫正；对于那些工作和生活环境里存在明显应激的人，应及时帮助其进行适当的调整，以减少不必要的心理刺激；对于那些出现情绪危机的正常人，应及时帮助加以疏导。至于某些具有心身疾病遗传倾向如高血压家族史或已经有心身疾病的先兆征象等情况，则更应注意加强其心理预防工作。

第三节　不同年龄阶段常见心身疾病

一、儿童期常见心身疾病

1. 儿童期溃疡病　以学龄儿童发病率相对较高。与成人溃疡病类似，本病的发作主要与遗传素质、性格特征、刺激性食物和经常处于强烈紧张状态等心理因素相互作用有关，但也有儿童的特殊性。强烈的紧张状态和好胜心强是小儿溃疡病的主要心理因素，当这些心理因素出现于有溃疡家族史、高胃蛋白酶原血症、情绪不稳定型和依赖性强的小儿，便易于发生溃疡病。

2. 神经性厌食症　多发于 5 岁以下特别是 1 ~ 3 岁儿童，主要表现为较长时间的食欲不振、食量减少，甚至拒食。由于长时间的食欲低下，可出现营养发育受到明显影响的各种症状。发病原因主要是由于胃肠消化功能紊乱，引起食欲减退甚至消失，与喂食不当、生活环境的改变、精神紧张、疾病影响等也有关。其中情绪障碍是小儿厌食的最常见原因，往往与强迫喂食、进食时训斥、进入幼儿园和其他精神负担过重有关。心理上的原因可使大脑皮质和下视丘发生抑制，使消化液分泌减少，胃肌张力降低而引起厌食。此外，零食习惯和不定时进食习惯，也可降低进食时的消化液分泌和食欲。

3. 神经性呕吐　又称心因性呕吐，属于精神因素的躯体反应，可见于任何年龄，甚至婴幼儿也可发生。表现为无恶心而反复呕吐，既不费力也不痛苦，吐后往往即刻进食，临床检查除消瘦外，没有器质性疾病的表现。病因包括各种因素导致的情绪混乱、对不愉快或可憎恶的思想或经验的反应、精神过度紧张、作为反对父母向家庭施加压力或引起父母关注的一种手段等。

4. 支气管哮喘　这是儿童比较常见的一种心身疾病。有人认为 5% ~ 10% 的儿童在儿童期的某一阶段曾发生过支气管哮喘。在儿童中，该病男女发病率之比约 2：1。支气管哮喘的病因比较复杂，与免疫、感染、内分泌、自主神经、生物化学和心理因素有关。研究认为，5% ~ 20% 的哮喘发作由情绪因素引起。在引起儿童哮喘发作的不良心理因素中，常见的有亲子关系冲突、亲人死亡、弟妹出生、家庭不和、意外事件、心爱的玩具被破坏、进入幼儿园导致突然的环境改变引起不愉快的情绪等。而长期反复哮喘发作又会引起患者的焦虑、抑郁、沮丧，过分注意自己疾病的行为模式，与家长过分关心、烦恼和焦虑的心情互为因果，形成恶性循环，促使哮喘的发作更加频繁。患儿的性格也具有一定特点，多为过度依赖、幼稚敏感和希望照顾。

5. 遗尿症　指 5 岁以上的儿童还夜间尿湿床铺，白天有时也出现尿湿裤子的现象。男女比例为 2：1，6 ~ 7 岁的孩子发病率最高，多数能在发病数年后自愈，女孩子自愈率更高，但也有部分可持续到成年。遗尿症可分为器质性和功能性两大类。

二、青少年期常见心身疾病

1. 学校恐惧症　是指青少年对学校特定环境异常恐惧，以致拒绝上学的一种情绪障碍，可伴发一定范围的躯体反应，是恐惧性神经症中的一种特殊类型。学校恐惧症的发病率在 1% ~ 4.7%，有 3 个发病高峰期：5 ~ 7 岁为第一高峰，可能与分离性焦虑有关；11 ~ 12 岁为第二高峰，可能与学业负担大和适应环境、人际交往困难有关；14 岁为第三高峰，可能与青春期发育及特定情绪焦虑、抑郁有关。

2. 网络成瘾　是指由于重复使用网络所导致的一种慢性或周期性的着迷状态，并带来难以抗拒的再度使用网络的欲望。对于上网所带来的快感一直有心理和生理上的依赖。

三、中年期、更年期常见心身疾病

1. 原发性高血压　是一种常见的、以体循环动脉血压增高为主的临床综合征，表现为安静时血压经常超过 140/90mmHg，约占高血压中的 90%。本病中国成人患病率为 7.8%。原发性高血压患病率男性高于女性，且随年龄增加而上升。女性闭经后性别差异也就消失，高血压患者的人数开始增多。研究发现，收缩期血压的平均值男女都随年龄的增大而上升，舒张期的血压值以 50 岁为高峰，随年龄的增长而逐渐降低。另外，从按年龄阶段区分高血压患者的就诊率来看，从 50 岁左右开始逐渐往上，该病的就诊率迅速增加。高血压不仅是动脉硬化、脑血管疾病、缺血性心脏病等重大疾患的诱因，也是导致头疼、肩酸等非特异性症状的原因之一。长期精神紧张与情绪应激、体力活动过少、家族遗传病史、身体超重、食盐过多和抽烟等均与原发性高血压的发病有关，这些往往发生在中年人身上。

2. 糖尿病 糖尿病是一组由遗传、环境和免疫等综合因素所致的胰岛素绝对或相对不足而引起的代谢障碍，以具有明显异质性的慢性高血糖及其多种并发症为临床表现特征，严重影响了人们的身心健康。

3. 肥胖病 肥胖对身体健康危害明显，1999 年，世界卫生组织将肥胖定义为一种疾病。随着人们生活水平的提高，以及日常膳食习惯的日渐西化，我国肥胖症的发生率迅速增加。肥胖是诱发高血压、冠心病、糖尿病、痛风和脂肪肝等内科疾病和腰痛、关节痛、皮肤病等的原因。心理学研究认为，人的观念、习惯、情绪、人格、行为等因素以及外界刺激因素与肥胖有密切的关系。肥胖治疗上强调以行为、饮食治疗为主，药物治疗为辅的综合措施，坚持长期控制体重。

4. 消化性溃疡 研究发现，在情绪变化或精神应激的同时有胃肠功能的改变，并最终导致器质性疾病。消化性溃疡是一种常见病，发生率在发达国家比发展中国家高，城市比农村高。目前认为消化性溃疡的发病与多种因素有关，其中幽门螺杆菌感染、胃酸与胃蛋白酶起着重要作用。社会、心理应激与溃疡的关系十分密切。中年人工作繁忙、生活没有规律，再加上吸烟、嗜酒，成为消化性溃疡的易患人群。

5. 过劳死 并不是正式的医学用语，但它意味着由于业务、工作上的过度劳累而诱发突然死亡。医学上主要多见于心脑血管障碍、循环系统疾病等导致的猝死，但最近也有把因紧张压力溃疡而导致的出血性死亡和抑郁症导致的自杀等列入过劳死的范畴。预防过劳死，一方面，中年期人群应当关心自己的身体健康、定期检查，对自己所承受的压力状态进行评估；另一方面，从心身医学角度，不仅要治疗患者的躯体疾病，还要防止出现过劳死的倾向及帮助患者改变其自身所处的残酷职业环境等，从心、身两方面给予支持性治疗。

6. 工作压力与职业倦怠 工作压力是中年人应激的重要来源。有学者提出了职业应激的概念，是指由于工作或与工作有关的因素引起的应激，是职业环境对工作者的影响或职业要求与工作者的能力和需要等因素不相匹配时出现的有害身体和情绪的反应。一般情况下，职业应激同应激一样指伴随有心理和身体症状的适应过程，而倦怠则指适应过程中适应不良的最后阶段，其本质是工作要求和个体应对资源的长期不平衡或职业应激的持续。因此，职业倦怠是一种严重的职业应激状态，类似于应激过程中的抵抗期的后段和衰竭期的前段，表现为情绪衰竭、人格解体以及个人成就感丧失。中年人是社会的中坚力量，肩负着重要的社会责任，任务重，对事业成就的期望高，其职业应激较大。

有研究发现，个体的个性特征及应对方式是职业应激和倦怠的主要原因，无论工作条件如何，个体都会出现职业应激和倦怠，也就是说，应激源的作用并不具有特异性。但也有研究发现，某些工作对于大多数人都可能造成压力。

职业应激和倦怠的产生是一个综合的过程，是不良的个人期望、工作和生活方式、应对方式等在一定的职业和社会环境作用下发生的。因此，防治措施也要从个人、组织、社会及专业人员等多个方面入手。调整个人目标，学习应对技能、建立健康的生活方式等。另外，职业倦怠作为一种职业病，其发生发展更大程度上是由组织的特点决定的，恰当的政策和制度支持是预防职业应激和倦怠发生的重要保证。

四、老年期常见心身疾病

人体的衰老是一个随年龄增长而逐渐演变的过程。按照国际惯例，老年期是指 65 岁以上的人群，我国老年期一般指 60 岁以上。人进入老年后都会出现生理老化，加之免疫力的降低，进而出现病理老化。衰老给老年人的疾病带来各种各样的影响，随着年龄增长，全身各脏器结构、功能都处于逐渐衰退的过程。衰老感是老年人的一种自我心理感觉，与本人的健康状况、心理素质及现实生活相关。老年人心理变化会导致情绪的变化，并可导致对环境适应能力的下降。

老年期心身疾病常见症状主要有目眩、头痛、耳鸣、感觉异常、失眠、食欲不振、心悸、心律失常、听力下降、视觉障碍、疼痛等。耳鸣、麻木感等感觉系统的症状常常由情绪问题引起；而失眠、心悸、食欲不振等则常是由紧张压力引起；听力障碍者常会出现幻听和被害妄想。

老年期常见心身疾病主要有以下几种。

1. 循环系统疾病 在老年群体中居多，主要包括心脏神经官能症、缺血性心脏病、心律失常、高血压和动脉硬化等。心悸、胸闷等症状以及心脏疾病等容易使患者联想到心脏停止而死亡等，从而引起焦虑不安、恐惧反应，整天处于情绪紧张状态，常常也会带来不良后果。

2. 消化系统疾病 主要包括慢性胃炎、胃和十二指肠溃疡、过敏性肠症候群、肠胃神经症、非溃疡性消化不良等。消化系统易受紧张情绪的影响，特别注意的是老年人的消化性溃疡，容易因出血而导致死亡。胰岛癌和胃癌在初期常常出现抑郁症状，这点要多加注意。

3. 脑与神经系统疾病 在老年人也比较常见，主要包括脑血管病、头痛、帕金森病、自主神经紊乱等。而且此系统疾病中较多带心身疾病症状。

4. 呼吸系统疾病 有支气管哮喘、神经性咳嗽、过度呼吸综合征等。

5. 骨骼、肌肉系统疾病 纤维肌痛综合征、风湿性关节炎等。

6. 内分泌、代谢系统疾病 肥胖症、糖尿病、甲状腺功能亢进、甲状腺功能低下等。甲状腺功能低下容易出现精神症状，易被误诊为精神病或抑郁症。

7. 眼科疾病 青光眼、眼部神经过敏等。

第四节 不同系统常见心身疾病

一、循环系统心身疾病

1. 冠心病 是危害人类健康的常见病、多发病、高发病，被公认为循环系统主要的心身疾病，是成年人死亡的第一原因。冠心病的病因和发病机制迄今为止尚未完全阐明。大量研究表明，冠心病的发生、发展与生物、心理和社会等诸多因素有关。如高血压、高血脂、高血糖、高血黏度、肥胖、高龄、吸烟、缺乏运动、A 型行为、遗传和人际关系不协调等，均被认为是冠心病的危险因素。存在有上述危险因素的人群为高危人群，这些危险因素，有的虽然不属于心理、社会因素的范畴，但仍间接地受心理、社会因素的影响。

2. 原发性高血压 是以慢性血压升高为特征的临床综合征。世界面临高血压患者日益增多的趋势，且随着年龄增长，其发病率持续增高，原发性高血压不仅流行广泛，而且导致冠心病、脑卒中和肾衰竭等并发症，是致残率、致死率极高的疾病，国际上称之为"无敌杀手"。原发性高血压造成在医疗、社会和经济上的负担过高，原发性高血压不单是个人病痛问题，已变成严重的社会问题，因此积极探讨原发性高血压的病因，进行有效的防治，保护患者的健康，控制医疗费用的过快增长，具有现实意义。

3. 脑血管病 是当前严重危害人类生命与健康的常见病和多发病，是目前人类三大死亡原因之一。国内外学者多从生理、生化、遗传、免疫和分子生物学等方面进行研究。但是，对脑血管病进行生物—心理—社会医学模式的研究匮乏。脑血管病防治仅限于生物医学模式。缺少对脑血管病进行医学—心理—社会的综合研究，更缺少对脑血管病患者进行心理卫生和行为方式的指导。因此，熟悉和掌握脑血管病的心理问题，进而进行心理治疗和预防，具有重要的临床和现实意义。

二、消化系统心身疾病

1. 消化性溃疡 发生于胃和十二指肠部位，所以又称为胃溃疡和十二指肠溃疡，因溃疡形成与胃酸或胃蛋白酶的消化作用有关而得名。

2. 胃食管反流病 是指胃食管反流所致的胃灼热、反酸症状或食管下段组织病理学改变。主要因抗反流防御机制削弱，反流物起攻击作用所致，可导致反流性食管炎和食管外组织损害，具有慢性复发倾向。

3. 神经性厌食 是以对肥胖的病态恐惧、体相障碍、过分追求苗条为特点的一种进食障碍，它涉及生理、行为及心理活动各个方面。

4. 神经性贪食 患者存在一种持续的难以控制的进食和渴求食物的优势观念，并且患者屈从于短时间内摄入大量食物的贪食发作。摄食后会因后悔而采用一些方法以抵消食物的发胖作用，如呕吐、间歇禁食、使用厌食剂等。常有神经性厌食既往史，两者间隔数月至数年不等。发作性暴食至少每周2次，持续3个月。

5. 乙醇依赖 乙醇依赖是由于长期大量饮酒而产生的对酒的强烈渴望和嗜好，以致饮酒不能自制，一旦停止饮酒则产生精神和躯体的各种症状。乙醇依赖的发生率由于社会文化背景不同而不同，男性明显多于女性，白种人多于黄种人。从经常性饮酒发展到乙醇依赖症要经过10～20年。

乙醇依赖症（慢性乙醇中毒）是长期过量饮酒引起的中枢神经系统严重中毒，表现为对酒的渴求和经常需要饮酒的强迫性体验，停止饮酒后常感心中难受、坐立不安，或出现肢体震颤、恶心、呕吐、出汗等戒断症状，恢复饮酒则这类症状迅速消失。由于长期饮酒，多数合并躯体损害，以心、肝、神经系统为明显，最常见的是肝硬化，周围神经病变和癫痫性发作，有的则形成乙醇中毒性精神障碍及乙醇中毒性脑病。

三、呼吸系统心身疾病

1. 过敏性哮喘 是由嗜酸性粒细胞、肥大细胞和T淋巴细胞等多种炎症细胞残余的器官慢性炎症，这种炎症使易感者对各种激发因子具有器官高反应性，并可引起气管狭窄，表现为反复发作性喘息、呼吸困难、胸闷或咳嗽等症状。哮喘的本质是过敏性炎症引起的慢性气管炎症。哮喘的病因十分复杂，其发病有家族性，提示与遗传因素有关。精神刺激以及社会、家庭和心理等因素也可诱发哮喘。

2. 过度换气综合征 表现为反复发作的意识丧失，但无癫痫、发作性睡病的证据。临床上可由各种原因引起连续的快速深呼吸，或者让患者快速呼吸2～3分钟就可诱发，患者会出现心慌、焦虑、胸部窘迫、头晕、四肢刺痛或麻木、眼前发黑等症状，继而有眩晕、昏厥或感觉头昏产生脱离现实的情感；可有耳鸣、眼花、肌肉僵硬和手足痉挛等表现，同时伴有不能控制的大笑、大叫。患者往往能意识到这些症状，但不能控制自己的过度呼吸。

四、内分泌、代谢系统心身疾病

1. 糖尿病 是一组由遗传、环境和免疫等综合原因所致的胰岛素绝对或相对不足而引起的代谢障碍，以具有明显异质性的慢性高血糖及其多种并发症为临床特征。临床上早期无症状，到症状期有多食、多饮、多尿、口渴、善饥、消瘦或肥胖、疲乏无力等表现，久病者常伴发心脑血管、肾、眼及神经系统等病变。

2. 单纯性肥胖 肥胖症是指体内脂肪积聚过多及分布异常，并且体重增加。一般认为，体重超过标准体重的 20% 以上可被判断为肥胖症。肥胖症一般分为 3 种类型：①单纯性肥胖，是单纯由于营养过剩所造成的全身脂肪过量累积，这类患者一般全身脂肪分布较均匀，没有明显的神经、内分泌系统形态和功能的改变，但伴有脂肪、糖代谢调节障碍，往往有肥胖家族史，无家族史者，常食量大而运动少；②继发性肥胖，是以某种疾病为原发病的症状性肥胖；③遗传性肥胖，指由于遗传基因及染色体异常所致的肥胖，极为罕见。

五、神经、肌肉系统心身疾病

1. 心因性头痛 是以顽固性头痛为主症，多种检查明确无器质性病变，久治不愈的头痛。

2. 自主神经功能紊乱 是一种内脏功能失调的综合征。包括循环系统功能、消化系统功能或性功能失调的症状，多由心理社会因素诱发，人体部分生理功能暂时性失调，神经内分泌出现相应改变而组织结构上并无相应病理改变的综合征。患者主诉繁多，如头痛、失眠、记忆力减退、心悸胸闷、消化不良、便秘和焦虑烦躁等，但经一些客观检查如心电图、超声心动和纤维胃镜检查却又查不出客观病理改变，往往被误诊为"冠心病""心肌缺血"等。因此，对内科医生检查告之"任何部位均未异常"，或对原因不明的症状要注意。

六、有关医学专科心身疾病

（一）妇产科心身疾病

1. 痛经 是女性经期间或经期前后发生下腹疼痛或伴有其他不适，以致影响日常工作与生活的病症。临床可分为原发性、膜样性、充血性与继发性痛经四种，尤以未婚未孕妇女多见，其中原发性者生殖系统无明显器质性病变，常在月经初潮即开始出现，心理因素常贯穿始终。

2. 妊娠、分娩、难产的心身问题 大量的临床实践研究证实，各种不良心理社会因素对孕产妇的母子身心健康均有重大影响。妊娠期间各种情绪创伤、重大生活事件等心理社会因素可导致情绪异常和中枢神经系统功能紊乱，从而诱发早产、妊娠剧吐、流产、胎位异常、胎儿发育障碍及分娩时产力异常和难产的发生。不良的行为方式和生活习惯，如吸烟、酗酒、生活不规律、睡眠不足等可导致流产、早产；性开放、性生活不节制，易导致异位妊娠、流产和早产等。

（二）外科心身问题

1. 外科感染性疾病 直接原因是致病菌，但是致病菌往往只有在躯体防御功能低下时才繁殖致病。心理应激能降低机体的免疫功能，这就在外科感染疾病中起到了间接的致病作用。

2. 术前焦虑 术前恐惧与焦虑反应，往往能降低患者的痛阈及耐痛阈，结果在手术中和手术后可产生一系列的心理生理反应，如感觉痛苦、全身肌肉紧张、对止痛药的依赖以及卧床不起等，影响手术预后。临床上不少患者由于心理上不适应，虽然手术顺利成功，但手术后自我感觉欠佳。

3. 手术病理心理反应 一些研究认为，手术患者的高焦虑反应并不仅仅局限于手术前，也不一定终止于手术完毕时，许多患者在手术后仍有高水平的焦虑体验。此外，某些患者在手术后还可能出现一系列病理心理反应，从而影响手术预后。手术后的病理心理反应常见的有以下三种：①手术后意识障碍，在术后 2~5 天突然出现意识混乱，在 1~3 周消失，少数可继发抑郁；②术后精神病复发；③术后抑郁状态。

七、肿瘤 微课2

肿瘤的发生、发展、治疗和转归与心理、社会因素密切相关，因而可以被看成一类心身疾病，在临床工作中需要对肿瘤患者的心身问题给予更多的关注。

（一）肿瘤的心理社会病因

心理社会因素是癌症形成的重要影响因素之一，同样，癌症患者的不良心理行为反应，也会严重影响病情的发展和患者的生存期。目前，心理社会因素与癌症之间的关系大致包括以下几个方面：①具有某些情绪或个性行为特征的人其癌症发病率较高；②对癌症发展和转归有直接影响的内分泌和免疫功能受患者情绪和行为反应的影响；③具备某些心理行为特征的患者生存期较长；④情绪支持和行为干预等心理治疗可使癌症患者的平均生存期延长。

（二）肿瘤患者的心身反应

恶性肿瘤的诊断对当事人而言是严重的应激事件，患者常出现抑郁、焦虑、精神错乱、厌食症、疼痛、恶心和呕吐等问题，其中抑郁症和焦虑性神经症具有较高的发病率。

1. 焦虑 一旦确诊癌症，焦虑是患者最早也最常见的心理反应。焦虑表现为对象不明确的恐惧，患者主观上体验到担心、害怕和恐惧，但又不能明确恐惧的对象是什么。焦虑除情绪上的表现外，还伴有交感神经功能亢进的躯体症状，表现为心慌、失眠、出汗、胃肠功能紊乱及烦躁不安、坐卧不宁。进入治疗阶段后，由于对治疗的效果、副作用、手术可能给自己带来的痛苦和残疾以及放疗和化疗的损伤等不确定事件的担忧，会加重这种焦虑情绪。康复期的患者，病灶虽已被清除或控制，但"罹患癌症"的标签作用依然困扰着他们，加之需要重新考虑工作、人际关系和可能的复发，患者会时时处在焦虑的情绪状态之中。

2. 愤怒 有些患者在得知自己患癌症后，怨天尤人，烦躁不安，甚至为一些微不足道的小事大发雷霆。这是愤怒情绪的表现。引起愤怒的原因是患者不甘心、但不得不接受"罹患癌症"的事实，回想自己为人正直善良、工作兢兢业业，而灾难却偏偏降临到自己身上，内心的不公油然而生。

3. 抑郁 是肿瘤患者常见的一种情绪表现，具有抑郁情绪的患者得知自己罹患癌症又认为癌症可怕，会夺走自己的生命而无能为力。悲观失望，对前途失去信心，情绪低落，自我评价降低，自我感觉不良，对日常生活的兴趣缺乏，消极厌世。抑郁时常伴有失眠、食欲减退，无精打采，唉声叹气，严重者会出现自杀的愿望和企图。

4. 孤独 患者一旦进入患者角色，会暂时脱离家庭、脱离原先的工作岗位和亲朋好友，产生孤独感。有些癌症患者的家属不想让患者知道病情，甚至也不让医生告知患者的诊断和治疗情况，无形中孤立了患者，也使之产生孤独感。

5. 多疑 是癌症患者较为普遍的心理现象，表现为患者过分关心自己的身体变化。表现在两个方面：①对诊断、治疗手段和病灶是否清楚等，表现出疑虑；②由于患者处在焦虑、抑郁的不良情绪状态下，心理上和生理上都较为敏感，对自己的身体和心理变化有较多的关注而导致焦虑。疑虑使患者忽略外界环境和自己的生活质量，陷入恐惧、焦虑的恶性循环。

6. 适应障碍 临床研究证明，有接近1/3的男性罹患癌症后表现出不同程度的社交障碍，表现为不愿和别人交往，觉得自己的前途没有希望甚至将自己和社会隔离起来。在疾病的治疗过程中，所有患者都会出现程度不同的角色适应问题，表现为在患病的初期，不能尽快进入患者角色，出现不遵医嘱，不配合治疗的现象；而在疾病的康复期，又拒绝恢复到正常人的角色中，不愿出院、不愿见人、不愿承担家庭和工作义务。

（三）肿瘤患者的临床心理干预

在对癌症患者的心理困扰及其严重程度进行评估和诊断后，可进行临床心理干预。具体方法如下。

1. 一般心理治疗 是指医务人员在与患者交往过程中，通过举止、表情、态度和姿势等影响患者的感受、认知、情绪和行为的过程。一般性心理治疗的基础是每个就诊的患者对医务人员都怀着一种崇敬、期望和求助的心理，医务人员的言行时刻影响着患者的心理。当患者处在患病状态，具有强大的心理压力时，医务人员给予一般性心理治疗能增强患者战胜疾病的信心。常用方法如下。

（1）解释　患者罹患癌症后，对自己所患疾病缺乏认识和了解，容易产生焦虑、紧张的情绪，对治疗过程所产生的副作用和预后也存在担心和恐惧心理。医务人员及时向患者进行解释，对治疗过程和预后做科学性的说明，树立癌症是可治性疾病的信念，可帮助患者消除顾虑，树立信心，加强配合，为治疗创造良好的条件。

（2）鼓励和安慰　患者由于疾病的折磨和对未来的担心，情感非常脆弱。医务人员应将治疗方案的科学性、有效性和先进性告诉患者，帮助患者消除顾虑，坚定治疗的决心和信心。

（3）保证　患者在诊断之初，会因否认的心理防御机制而迟迟不进入患者角色。治疗阶段，患者往往担心治疗方案是否合理、医生是否有经验等。这时，医生应以科学的态度、充分的临床经验和科学研究为依据，向患者做解释和保证，消除患者的疑虑。

2. 支持性心理治疗　一般是指医务人员采用合理的劝导、启发、鼓励、同情、支持、说服、消除疑虑和提供保证的方法，帮助患者认识问题、改善心境、提高信心、促进康复的过程。

罹患癌症对个体而言是巨大的心理刺激，心身难以应付。这时，医务人员给予权威性的支持，使之增强抵御能力，恢复正常心理状态，进而适应环境。这种方法还可以帮助患者进行疏导、消除对某些敏感问题的恐惧和疑虑，可以公开讨论患者心中的委屈和不满，使焦虑的情绪得以缓解和消除。

3. 认知行为治疗　当患者突然得知自己身患癌症，特别是癌症晚期时，往往一时难以接受，容易产生认知偏差，出现心理危机。认知行为疗法可以纠正患者的认知偏见，帮助患者解决心理社会应激性问题，使患者能够更好地接受现实，增强他们对疾病的适应性应对。医务人员首先要了解患者最担心、最关心、最害怕的是什么等内容，鼓励患者将自身感受表达出来，再根据具体情况应对，给予他们必要的安慰和适当的保证，以解决患者心理危机。该疗法对癌症早期的患者尤为有效，对进展期和癌症晚期的一些患者也有一定效果，但不适合一些器质性精神综合征患者。

4. 团体心理治疗　组建问题同质（如同是癌症康复期的患者）小组（以 6～12 人为宜），治疗者一般待在相对隐蔽的地方，使小组成员彼此信任，交流经验，分享自己和他人的行为，讨论自己和他人的问题，在逐渐暴露自己的经历和打开相应的防御机制后，患者对自己的行为逐渐表现得客观，逐渐习得了与他人共情的能力，当自己帮助别人时，也获得了自尊。

目标检测

答案解析

一、单选题

1. 以下关于心身疾病的描述，正确的是（　　）

A. 心身疾病是心理社会因素在疾病发生、发展和转归中起重要作用的躯体器质性疾病

B. 心身疾病通常缺少明确具体的躯体症状或者病理改变

C. 生理因素对心身疾病的形成或者恶化具有显著的作用

D. 心身疾病以精神症状为主

E. 心身疾病包括神经症和精神病

2. 以下不属于心身疾病影响因素的是（　　）

A. 情绪　　　　　　　B. 人格特征　　　　　　　C. 生活事件

D. 个体易感性　　　　E. 行为因素

3. 心身疾病诊断要点不包括（　　）

    A. 确定躯体症状

    B. 寻找致病的心理社会因素

    C. 排除躯体疾病和神经症的诊断

    D. 关注疾病症状与心理应激反应的相似性

    E. 患者的决策

4. 关于不同年龄阶段常见的心身疾病，以下描述错误的是（　　）

    A. 儿童期消化性溃疡以学龄儿童发病率相对较高

    B. 原发性高血压患病率男性高于女性，随年龄增加而下降

    C. 肥胖是多种疾病的诱发因素

    D. 循环系统心身疾病在老年人中非常多见

    E. 老年人的消化性溃疡容易因出血而导致死亡

5. 关于不同系统常见的心身疾病，以下描述错误的是（　　）

    A. 冠心病是成年人死亡的第一原因

    B. 原发性高血压是以慢性血压升高为特征的临床综合征

    C. 糖尿病是一组由遗传、环境和免疫等综合原因所致的胰岛素绝对或相对增多而引起的代谢障碍

    D. 痛经是女性经期间或经期前后发生下腹疼痛或伴有其他不适，以致影响日常工作与生活的病症

    E. 肿瘤患者常出现抑郁、焦虑、精神错乱、厌食症、疼痛、恶心和呕吐等问题

二、思考题

患者，女，60 岁，胃癌中期。入院后，情绪一度崩溃，经常哭泣，烦躁不安，暴躁易怒。医务人员应如何对其进行临床心理干预？

（贺　斌）

书网融合……

本章小结	微课1	微课2	题库

第七章　心理评估

PPT

◉- 学习目标

1. 通过本章学习，重点把握心理评估的概念；心理测验的概念、常用心理测验的类型；标准化心理测验的基本条件；智商、离差智商、比率智商的概念；人格测验的概念和分类；神经心理测验的概念；SCL-90、SDS、SAS 的作用。

2. 学会临床常用的心理评估方法、实施原则，学会使用临床常用的评定量表；具有严谨求实的科学态度，能够运用心理评估的方法促进患者的福祉。

》》情境导入

情景描述　患者，女，20 岁，大学二年级学生。自述近 1 个月入睡困难，上课时想集中精力听，却头脑昏沉欲睡。以前学习非常用功，成绩也好。现在注意力无法集中，听了课也记不住。吃饭没有胃口，任何菜都觉得太腻，吃馒头就像嚼木头一样，每天喝点粥，或吃面条，1 个月瘦了 5kg。1 个月前父亲病重，让她回家，她在家照顾几天后，父亲就去世了。父亲 1 年前查出来癌症晚期，家里经济困难，采取的保守治疗。父亲生病前脾气非常暴躁，经常打骂妈妈和她，她努力学习就是为了尽快经济独立，离开家庭，但父亲生病后脾气大变，开始变得关心家人了，和妈妈的关系也和睦了。现在家里一切都变好了，父亲却突然离世了，她非常后悔和失落，每天晚上一闭眼就是父亲病重的场景，睡不着觉。

讨论　1. 如何对该个体进行心理评估？

　　　　2. 如何正确理解心理评估和心理测验？

第一节　心理评估概述

一、心理评估的概念与作用

（一）心理评估的概念

心理评估是依据心理学的理论和方法对人的心理品质和水平做出的鉴定。所谓心理品质，包括心理过程和人格特征等内容，如情绪状态、记忆、智力、性格等。

在医学心理学中有时用"心理诊断"的概念。"诊断"一词是医学常用的一个术语，目的是要对患者的病情做出性质和程度的判定。心理诊断则是要对有心理问题或心理障碍的人做出心理方面的判定和鉴别。显然，心理评估与心理诊断的概念在某些方面是一致的，不过心理评估的范畴比心理诊断更广。心理诊断更强调结果和确定性，它是相对静止和孤立意义上的概念；而心理评估更强调过程，它是动态和变化意义上的概念。

（二）心理评估的作用

1. 心理评估在临床心理学中的作用　医学心理学的一个大的领域是临床心理学，临床心理学的两个基本任务是临床心理评估、心理治疗与咨询。心理评估是治疗和咨询的重要前提和依据，同时，心理评估还可对治疗和咨询的效果做出判定。

2. 心理评估在医学领域各科中的作用 心理评估在医学领域中配合疾病的诊疗及科研中发挥着越来越大的作用。无论是精神疾病、心身疾病，还是由理化和生物学因素引起的躯体疾病，患者在发病之前以及在患病的过程中都会出现不同程度的心理问题或心理障碍。这些问题的把握和了解，就需要运用心理评估的方法。

3. 心理评估对于维持和促进正常人群心理健康的意义 首先，借助于心理评估可了解不同个体的心理特征，这样才能有的放矢地对不同人进行有效的心理卫生方面的指导；其次，对一些人存在的不健康行为的原因及其对个体心理方面影响的研究，也需借助心理评估的方法。

4. 心理护理评估在心理护理程序中的重要地位 一方面，心理评估是心理护理程序的第一步，是确保心理护理科学性、有效性的前提条件；另一方面，通过对心理护理效果进行科学评价，能对所用心理护理措施是否有效做出比较准确的判定。

5. 心理评估方法是医学心理学研究的重要手段 心理评估中所采用的数量化的手段（心理测验与评定量表等），更是科学研究中统计学方法所要求的，目前许多研究报告均采用了心理测验和评定量表的方法。

二、心理评估的方法 e 微课1

（一）调查法

调查法包括历史调查和现状调查两个方面。历史调查主要包括档案、文献资料和向了解被评估者过去经历的人调查等。现状调查主要围绕与当前问题有关的内容进行。调查对象包括被评估者本人及其周围的"知情人"，如父母、同事等。调查方式有个别访谈、调查表（问卷）等形式。调查法的优点是可以结合纵向与横向两个方面的内容，广泛而全面；不足之处是调查常常是间接性的评估，材料的真实性容易受被调查者主观因素的影响。

（二）观察法

观察法是医学心理学常用的方法之一。它是有目的、有计划地观察被评估者的心理、行为表现，如动作、姿态、表情、言语、内心体验、睡眠等，依据观察结果做出评定和判断。

（三）会谈法

会谈法又称作"交谈法""晤谈法"等。其基本形式是一种面对面的语言交流。包括书信、电话、网络等方式，也是心理评估中最常用的一种基本方法。会谈的形式包括自由式会谈和结构式会谈两种。前者的谈话是开放式的，气氛比较轻松，被评估者较少受到约束，可以自由地表现自己；后者根据特定目的预先设定好一定的结构和程序，谈话内容有所限定，效率较高。

（四）作品分析法

作品分析法又称产品分析法。所谓"作品"指被评估者所做的日记、书信、图画、工艺等文化性的创作，也包括其生活和劳动过程中所做的事和东西。通过分析这些作品（产品）可以有效地评估其心理水平和心理状态，并且可以作为客观依据留存。

（五）心理测验法

心理测验法在心理评估中占有十分重要的地位。心理测验是心理评估最常用的比较科学的检查评价方法。包括智力测验、人格测验、临床症状测验等。

三、心理评估的一般过程

心理评估的目的不同，其一般程序也有所区别。但都是根据评估的目的收集资料、对资料和信息进行加工处理，最后做出判断这样一个过程。以临床心理评估为例，它与医学诊断的过程十分相似，包括以下内容。

（一）确定评估目的

首先要确定患者或提出评估要求的人首要的问题是什么，进而确定评估目的。如要了解学习困难的原因，就需要鉴别学生的智力水平或人格特征。在临床进行心理咨询时首先也要对患者做出有无心理障碍的判定。

（二）明确评估问题与方法

详细了解患者当前的心理问题；问题的起因及发展；可能的影响因素；早年的生活经历、家庭背景，以及当前的适应、人际关系等。这与医学病历的书写包括主诉、现病史、既往史、家族史等内容很相似。当然，关注的中心是心理问题，所涉及的内容也更广泛。在这一过程中，主要应用心理评估的调查法、观察法和会谈法。

（三）了解特殊问题

对一些特殊问题、重点问题的深入了解和评估类似于医学诊断过程中的生理生化检查。除进一步应用上述方法外，还主要借助于心理测验的方法，有时还用"作品"分析法。

（四）结果描述与报告

在掌握了充分的资料后，必须进行分析研究，去伪存真，由表及里的对个案进行整理分析，做出总结和拿出评估意见，以书面形式写出心理评估报告。评估报告包括对患者一般情况、求助的问题及其生病史、评估的程序与方法，评估结果的描述、对结果的分析与解释以及结论和处理建议等。心理评估的最后阶段是与患者或相关人员解释评估结果。

第二节 心理测验

一、心理测验概述

（一）心理测验的概念

心理测验是依据一定的心理学理论和规则，对人的心理过程、个性心理特征及行为进行量化的分析与评价。通过各种心理测验可以客观地对个体的心理状态、认识过程、情绪、意志、人格特征等方面进行评估。

（二）心理测验的性质

1. 间接性 今天我们还无法直接测量个体的心理活动，只能测量人的外显行为，也就是说，我们只能通过一个人对测验项目的反应来间接推测出其内在心理特质。

2. 相对性 在对人的行为做比较时，没有绝对的标准，我们有的只是一个连续的行为序列。心理测验就是看每个人处在这个序列的什么位置上，被测得的结果都是与所在团体或人群的大多数人的行为或某种人为确定的标准相比较而言的。

3. 客观性 就是测验的标准化，即测验量表的制订、施测、记分及解释都必须有一定的程序和严格的要求。测验的刺激是客观的，对反应的量化是客观的，对结果的推论和解释是客观的，测验的有效性是经过实践检验的。

二、常用心理测验的分类

心理测验的种类很多，现概括如下。

1. 按照测验的功能、目的分类 可分为智力测验、人格测验、特殊能力测验、学绩测验、应激测量、症状评定量表等。

2. 按测验材料分类 可分为文字测验或语言测验，非文字测验或操作性测验等。

3. 按测验方法分类 可分为问卷法、作业法、投射法等。

4. 按测验方式分类 可分为个别测验和集体测验。

三、标准化心理测验的基本条件 🅔 微课2

标准化是心理测验的基础，否则就无法对测验结果的数据做出科学的评价。一个好的心理测验工具必须具备信度、效度和常模等。

1. 信度 指一个测验工具在对同一对象的几次测量中所得结果的一致程度，反映工具的可靠性和稳定性。一个好的测量工具，对同一事物反复多次测量，其结果应当保持不变。

2. 效度 指一个测量工具能够测出其所测内容的真实程度，反映测量工具的有效性、正确性。效度是一个标准化测验最重要的必要条件，设计任何心理测验，效度是首先要考虑的因素。

3. 常模 是指某种测验在某种人群中测查结果的标准量数，即可比较的标准，目前大多数标准化测验采用的是标准分常模。常模建立的过程：①选择有代表性的样本，取样原则一般是依据测验对象按人口实际分布情况分层取样，并且要有相当数量。标准化样本的来源应该和测验的使用范围相一致。②对标准化样本进行测量，所使用的工具也应和最后实际应用的工具相一致。测量得出的结果还要进行统计处理。

四、心理测验使用原则

在进行心理测验时，必须遵循一定的规则和要求，才能确保测验结果的可靠有效。

1. 建立良好的信任关系原则 医务人员与患者之间保持良好的信任关系，是心理测验顺利进行并取得准确结果的重要保证。因此，在做心理测验时，医务人员要对患者关心、热情、友好并尊重；当患者遇到困难时要耐心并设法给予鼓励，增强其完成测验的信心。

2. 标准化原则 因为心理测验是一种数量化手段，因此这一原则必须贯彻始终。测量应采用公认的标准化的工具，施测方法要严格根据测验指导手册的规定执行，这是提高信度和效度的可靠保证。

3. 保密原则 这也是心理测验的一条道德标准。关于测验的内容、答案及记分方法只有做此项工作的有关人员才能掌握，绝不允许随意扩散，更不允许在出版物上公开发表，否则必然会影响测验结果的真实性。保密原则的另一个方面是对患者测验结果的保护，这涉及个人的隐私权，有关医务人员应尊重患者的权益。

4. 客观性原则　人们在进行各种心理测验时，应采用一种客观的态度即实事求是的态度，应该明确地认识到心理测验是研究心理活动的一个重要方法和决策的辅助工具。对心理测验既不能过于依赖，也不能完全否定。由于测验结果所提供的信息是有限的，并不能对人的能力或人格提供非常准确的可靠指标。因而在对测验分数解释时必须慎重从事，不能单用某一种测验结果代替、推论被试的一切心理活动，同样也不能用测验结果判定被试终身。所以要注意结合其他评估手段，对被试进行全面综合的评价。

第三节　临床常用的心理测验及评定量表

一、智力测验

智力测验是对人们智力水平进行客观评估的一种手段，主要是测定人的一般能力。智力测验在临床上用途很多，不仅用于研究智力水平，而且是研究其他病理情况时不可或缺的工具。

（一）智商

衡量个体智力发展水平高低的指标是智商（intelligence quotient），常用 IQ 表示。求智商的方法有两种：一种是比率智商，另一种是离差智商。比率智商是以一个人的年龄为参照尺度，对智力进行衡量的指标。其计算公式如下：

$$IQ = MA/CA \times 100$$

式中，MA 为智力年龄，指智力所达到的年龄水平，简称智龄，又叫心理年龄（mental age，MA）；CA 为实际年龄，简称实龄（chronological age，CA）。为准确起见，实际年龄中的月龄，15 天以上按月计，不满 15 天者可略去。按这个公式，如果一个 5 岁儿童的智龄与他的实际年龄相同，那么智商就是 100，说明他的智力水平达到了 5 岁儿童的一般水平，如果他的智龄为 6，那么他的智商就是 120。说明他的智力水平高于同龄儿童的一般水平。

由于人的智力在成年时不会随着生理年龄持续增长，因此，比率智商不能应用于 16 岁以上的成人。为了解决这一问题，韦克斯勒提出了离差智商的概念。离差智商（deviation IQ）是一个人的智力测验的成绩与同龄人的平均成绩比较而得的相对分数，即表示被测者的成绩偏离同年龄组平均成绩的距离（以标准差为单位）。其计算公式如下：

$$IQ = 15(X - M)/S$$

式中，X 为某人实得分数；M 为某人所在年龄组的平均分数；S 为该年龄组分数的标准差；15 是经计算所得智商分数的标准差；100 为大多数人的平均智力水平。因此，韦氏量表的 IQ，实际上不是一个商数。当被测验对象的 IQ 为 100 时，表示他属于中等智力；如 IQ 为 115，表示他高于一般人智力的一个标准差；如 IQ 是 85，表示他低于一般人的一个标准差；离差智商适用于任何年龄。

（二）智力水平分级

智力量表编制后，经过科学采样，可以将智力水平进行分级，通常将智商平均值（100）和其上下一个标准差（15）的范围定位为"平常智力水平"。其余的依据高低进行分级，分级情况见表 7 - 1。

表 7-1　智力水平分级

智力水平	IQ 值	标准差范围
天才	145~160	+3~4s
极超常	130~145	+2~3s
超常	115~130	+1~2s
平常	85~115	±1s
边界	70~85	-1~-2s
轻度智力低下	55~70	-2~-3s
中度智力低下	40~55	-3~-4s
重度智力低下	25~40	-4~-5s
极重度智力低下	<25	-5s

上表为国际常用的分级方法，有些智力量表有其特殊的分级方法，应用时要注意仔细阅读不同量表的使用手册。

（三）常用智力测验

1. 比奈量表　是由法国心理学家比奈（A. Binet）和西蒙（T. Simon）两人编制的，自 1905 年发表以来，经过多次修订和转译。我国最近的一次修订是吴天敏教授于 1982 年进行的，称为中国比奈测验。中国比奈测验适用范围是 2~18 岁的被试，共 51 个测试题，每一年龄段有 3 个试题。内容包括语义解释、理解、计算、推理、比较、记忆以及空间知觉等方面的能力。记分方法是根据正确通过试题的题数记分，最后在附表中根据受试者的实际年龄即可查到相应智商（IQ）值。

2. 韦氏量表　包含言语和操作两个分量表，而每个分量表又含 5~6 个分测验，每一分量表测验集中测量一方面的智力。言语分量表包括常识、理解（对一些问题的理解）、算术、相似性（测抽象概括能力）、数字广度和词汇 6 个分测验，根据测验结果可以得出言语智商（VIQ）。操作分量表包括数字符号（译码）、填图、积木图案、图片排列、物体拼凑 5 个分测验，测验结果可以得出操作智商（PIQ）。两个分量表合并可以得出总智商（FIQ）。

韦氏量表与比奈量表一样也是一种个别测验，测验程序比较复杂，但因量表的分类较细，较好地反映了一个人的智力全貌和各个侧面，临床上对于鉴别器质性障碍与功能性障碍的患者也有一定作用。此外，一些分测验（如数字广度、数字符号、木块图等）成绩随衰老而降低，可作为脑功能退化的参数。

二、人格测验

目前，用以评定人格的技术方法是多种多样的，最常用的大致可以分为两类：问卷法和投射法。属于问卷法的有明尼苏达多项人格调查表、艾森克人格问卷和卡特尔 16 项人格因素问卷等；属于投射法的有罗夏墨迹测验和主题统觉测验等。

（一）问卷法测验

1. 明尼苏达多项人格调查表（MMPI）　是由美国明尼苏达大学心理学家哈瑟伟（Hathaway）和精神科医生麦肯利（Mckinley）两人根据精神病临床需要于 1943 年编制而成的。多年来此调查表受到不同领域学者的注意，转译成多种文字，广泛应用于人类学、心理学及医学（主要是精神病临床）等方面。MMPI 含 566 个题目，临床常用其中 399 个题目。测验分为 14 个分量表，其中 4 个是校正量表，10 个为临床量表，主要从精神病学角度测量人格结构。当然实际应用这些资料不仅限于精神病学领域。MMPI 在临床中的作用主要是协助医生对患者的精神状况做出诊断并确定病情轻重。对于疗效判定及病情预后也有一定的参考价值。该量表的优点是较为客观和系统，不足之处是对诊断的鉴别力较差，还受教育及社会文化背景的限制。

2. 卡特尔 16 项人格因素问卷（16PF） 是卡特尔根据人格特质学说，采用因素分析法编制而成，含 187 个题目。量表包含乐群性、聪慧性、稳定性、恃强性、兴奋性、有恒性、敢为性、敏感性、怀疑性、幻想性、世故性、忧虑性、实验性、独立性、自律性和紧张性等 16 个方面内容，可对人的多个侧面特征进行评估。16PF 对于选拔人才和职业咨询等有一定参考价值。

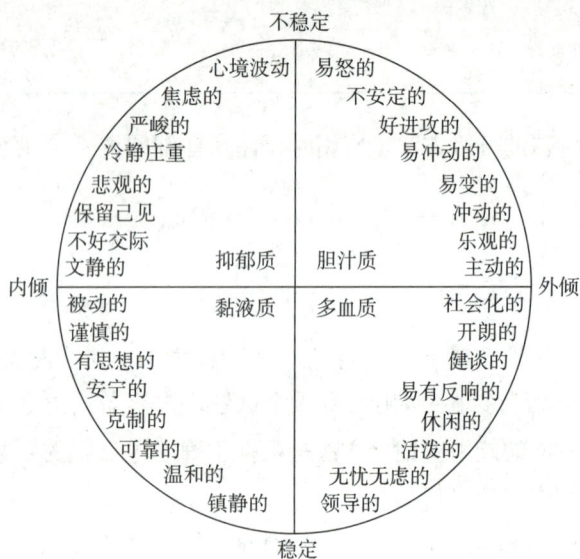

图 7-1 艾森克四象限与气质的关系

3. 艾森克人格问卷（EPQ） 最早由艾森克（Eysenck）编制，目前在国际上的应用也十分广泛。它包含 3 个基本维度：内外倾、神经质和精神质，4 个分量表：E 量表，主要测量人格的外显或内隐倾向；N 量表，测情绪稳定性；P 量表，测潜在的精神特质，或称倔强；L 量表，为效度量表，测受试者的掩饰或防卫。他将维度研究与传统上的 4 种气质类型说结合起来，建立了内外倾和神经质 2 个基本维度及与之对应的 4 个系统象限。每个人在此平面中都可根据自己的人格特质和类型找到相应位置，可导出相应的气质类型。由于其操作简便，目前在临床、科研等方面应用较广泛（图 7-1）。

（二）投射性测验

投射性测验与精神分析的理论有关。该理论认为一个人对一事物的感知、联想或反应有时由潜意识或内心深处的矛盾冲突所决定。测验的方法是把一些模糊的云雾状墨迹或无一定意义的图像或不完整的句子呈现给受试者，让受试者根据自己的认识和体验来解释、说明和联想，以此引导出受试者的经验，使其人格特点能"投射"到这些测验材料上。常用的投射测验包括罗夏墨迹测验和主题统觉测验（TAT）。

1. 罗夏墨迹测验 是将 10 张模糊、无确定形状的墨迹图片（有些是彩色的）呈现给受试者，让其看这些墨迹"像"什么。记录回答的时间及受试者所指出的形状、部位，说出的内容、颜色及根据。再按照一定的记分原则对这些因素进行分析则可得出有价值的资料（图 7-2）。

2. 主题统觉测验（TAT） 是用一些有一定主题的图片，这些图片没有特定意义，测验时让受试者根据自己的理解对每一张图片讲一个故事。故事不能太短，要有对事件、人物的描述、评论及结局等，以此来反映受试者的人格特征。

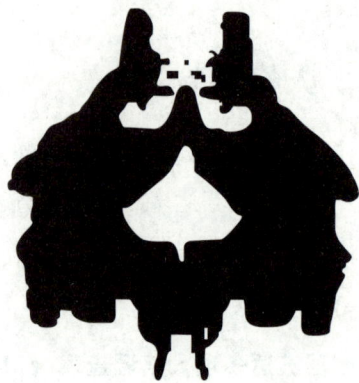

图 7-2 罗夏墨迹测验

三、神经心理测验

神经心理测验是用于脑功能评估的一类心理测验方法。通过此类测验可以测量患者在脑病损时所引起心理变化的特点，了解不同性质、不同部位的脑损伤以及不同病程时的心理变化和心理功能保留情况。

神经心理测验大致可分为单个测验和成套测验两类。单个测验的形式比较单一，测量目标也比较局限；成套的测验则是由许多单个测验所组成，不局限于研究哪一种性质的心理变化，而是做综合研究，它们对临床诊断特别有帮助。下面主要介绍在临床上广为应用的成套测验。

成套神经心理测验一般含有多个分测验，各分测验形式不同，分别测量一种或多种神经心理功能，从而可以对神经心理功能做较全面的评估。成套神经心理测验品种较多，其中 H－R 成套神经心理测验为 Halstead WC 编制，后由 Reitan RM 加以发展而成。用于测查多方面的心理功能或能力状况，包括感知觉、运动、注意力、记忆力、抽象思维能力和言语功能等。此测验有成人、儿童、幼儿 3 种，我国龚耀先等分别于 1986、1988 及 1991 年进行了修订。这里只介绍我国修订的 HRB 成人式的 10 个分测验，此成套测验包括 6 个重要的分测验和 4 个检查。

1. 范畴测验 将 156 张图片分成 7 组，患者尝试发现系列图片隐含的规律，在反应仪上做出应答，被试的正确或错误判断分别受到铃声或蜂鸣声强化，并以错误总数记分。测查患者分析、概括、推理等能力。

2. 触摸操作测验 采用修订后的 Seguin－Goddard 形板，要求患者蒙眼后分别用利手、非利手和双手将小形板放入相应形状的槽板中。然后要求患者回忆小形板的形状和在板上的位置。记录操作的时间、记形和记位。此测验测查患者触觉分辨、运动觉、上肢协调能力、手的动作以及空间记忆能力。

3. 节律测验 用 Seashore 氏音乐技能测验中的节律测验，要求患者听 30 对音乐节律，辨别每对节律异同，以错误数记分。测查警觉性，持久注意，分辨非言语的听知觉和不同节律顺序的能力。

4. 手指敲击测验 要求患者分别用左、右手在规定时间内快速按键，测查精细运动能力。比较左、右手敲击快慢的差异有助于反映左、右半球粗细运动控制功能差异。

5. 失语甄别测验 要求患者回答问题、复述问题、临摹图形、执行简单命令，测查言语接受和表达功能，以及有无失语。

6. 语音知觉测验 要求患者在听到一个单词或一对单词的发音后，从 4 个被选词中找出相应的词，测定被试语音鉴别、注意持久和从听觉到视觉运动操作的转换等能力。

7. 侧性优势检查 通过对患者写字、投球、拿东西等动作的询问和观察，判断其利侧，包括手、眼、足、肩等，进一步判断言语优势半球。

8. 握力测验 要求患者分别用左、右手紧握握力计，尽其最大力量，测查运动功能。左、右握力比较有助于反映左、右半球功能和运动功能差异。

9. 连线测验 此测验分甲、乙两式，甲式要求患者将一张 16 开纸上散在的 25 个阿拉伯数字按顺序连接；乙式除数字系列外，还有英文字母系列，要求患者按顺序交替连接阿拉伯数字和英文字母。测查空间知觉、眼手协调、思维灵活性等能力。

10. 感知觉测验 此测验包括听觉检查、视野检测、脸手触觉辨认、手指符号辨认和形状辨认等 6 个方面，测查有无周边视野缺损、听觉障碍、触觉和知觉障碍，以及了解大脑两半球功能的差别。

每一分测验有不同的划界分常模，即区分有无病理的临界分。根据划入病理范围的分测验数可计算出损伤指数，即属病理的测验数除以总测验数，临床上依据损伤指数的大小来协助判断患者脑损伤的严重程度。

四、评定量表

对"评定量表"概念的界定，目前尚无统一的认识。但分析其特点，评定量表与心理测验量表的不同之处在于：①评定量表诞生的理论背景不一定严格，而测验量表的形成有坚实的理论基础；②评定量表更强调实用性，多是在一些问卷的基础上进行结构化、数量化而形成的，故简便易行；③评定量表对结果的评价多采用原始分直接评价，多作为筛查工具用，而测验量表在使用时常将原始分转换成量表分，然后再进行结果评定，多作为诊断工具用；④评定量表不像测验量表那样严格控制，有些可以公开发表，一些评定量表非专业工作者稍加培训即可掌握。

评定量表种类繁多，根据我国目前使用的情况，主要介绍以下几种。

（一）90 项症状自评量表

90 项症状自评量表（symptom check list 90，SCL－90）由吴文源教授修订，共包含 90 个评定项目，其条目有比较广泛的心身症状内容，从感觉、情绪、思维、意识、行为直至生活习惯、人际关系、饮食睡眠等均有所涉及。临床应用证明此量表的评估有比较高的真实性，适用于精神科或非精神科的成年患者。由于通过本量表可很快了解个体的自觉症状，是目前心理咨询和心理治疗中应用最多的一种自评量表（详见附录1）。

1. 计分和评定方法

（1）评分 各项目按没有、很轻、中等、偏重、严重，分 5 级评分，分别记为 1，2，3，4，5 分。

（2）总分 将 90 个项目的各单项得分相加，便得总分。如某人在 90 个症状项目中主观感觉均无任何不适，则他的总分将是 90 分，而不是 0 分。总分反映病情严重程度，总分的变化反映病情的演变。

总均分＝总分/90，表示从总体来看，该患者的自我感觉症状介于 1～5 的哪一个范围内。

阳性项目数：表示患者在多少项目中呈现"有症状"。

阴性项目数：表示患者"无症状"的项目是多少。

阳性症状平均分＝（总分－阴性项目数）/阳性项目数，表示"有症状"项目中的平均得分，反映患者自我感觉不佳的项目程度究竟在哪个范围。

（3）因子分 SCL－90 有 10 个因子，即所有 90 个项目可以分为 10 大类。每一类反映出患者某一方面的情况，因而通过因子分可以了解患者的症状分布特点，以及患者病情的具体演变过程，并可做轮廓图分析。

因子分＝组成某一因子的各项目总分/组成某一因子的项目数。

2. 10 个因子的定义及所包含的项目

（1）躯体化 包括 1，4，12，27，40，42，48，49，52，53，56，58 共 12 项。主要反映主观的身体不适感，包括主诉心血管、呼吸道、胃肠道系统的不适，以及头痛、背痛、肌肉酸痛和焦虑的其他躯体表现。

（2）强迫症状 包括 3，9，10，28，38，45，46，51，55，65 共 10 项。主要指那些明知没有必要，但又无法摆脱的无意义的思想、冲动和行为等表现，还有一些比较一般的感知障碍（如"脑子变空了""记忆力不行"等）也在这一因子中有所反映。

（3）人际关系敏感 包括 6，21，34，36，37，41，61，69，73 共 9 项。主要反映某些个人不自在感与自卑感，尤其是在与其他人相比较时更突出。自卑感、懊丧以及人际关系明显相处不好的人，往往这一因子得分较高。

（4）忧郁 包括 5，14，15，20，22，26，29，30，31，32，54，71，79 共 13 项。反映忧郁苦闷的感情和心境，包括对生活的兴趣减退，缺乏活动愿望，丧失活动力等。此外，还包括失望、悲叹、与忧郁相关的其他感知及躯体方面的问题。该因子中有几个项目包括了死亡、自杀等概念。

（5）焦虑 包括 2，17，23，33，39，57，72，78，80，86 共 10 项。包括通常在临床上明显与焦虑症状相关联的症状与体验，一般指那些无法静息、神经过敏、紧张以及由此产生的躯体征象（如震颤）。那种游离不定的焦虑及惊恐发作是本因子的主要内容，它还包括有反映"解体"感受的项目。

（6）敌对 包括 11，24，63，67，74，81 共 6 项。这里主要从思想、感情及行为三方面来反映患者的敌对表现。其项目包括从厌烦、争论、摔物，直至争斗和不可抑制的冲动暴发等各个问题。

（7）恐怖 包括 13，25，47，50，70，75，82 共 7 项。恐惧的对象包括出门旅行、空旷场地、人群或公共场合及交通工具。此外，还有反映社交恐怖的项目。

（8）偏执 包括 8，18，43，68，76，83 共 6 项。偏执是一个十分复杂的概念，本因子只是包括了它的一些基本内容，主要是指思维方面，如偏执性思维、投射性思维、敌对、猜疑、关系妄想、被动体验和夸大等。

（9）精神病性 包括 7，16，35，62，77，84，85，87，88，90 共 10 项。其中有幻听、思维播散、被控制感和夸大等。

（10）其他 包括 19，44，59，60，64，66，89，共 7 项。反映睡眠及饮食情况。

（二）抑郁自评量表（SDS）

抑郁自评量表（SDS）主要用于测量成人的抑郁程度及其在治疗中的变化情况，其特点是使用简便。

SDS 包括 20 个项目（详见附录 2），每个项目相当于一个有关的症状。每个项目按"没有或很少有""小部分时间有""大部分时间有""绝大部分或全部时间有"，采用 1~4 级计分。正向评分依次为 1、2、3、4 分；反向评分题（有 10 题）按 4、3、2、1 记分。各项得分相加的总分为粗分，用粗分乘以 1.25 得标准分，取整数部分。也可以用粗分直接查表得标准分（详见粗分标准分换算表）。正常人标准分值为 41.88±10.57。分数越高，抑郁程度越高。

（三）焦虑自评量表（SAS）

焦虑自评量表（SAS）主要用于测定被试者的主观感受，与 SDS 一样具有广泛的使用性。SAS 也共有 20 个评定项目（详见附录 3）。评定方法与 SDS 一样也采用 4 级评分法，其中有 5 项反向评分题，按 4、3、2、1 记分。各项累计总分为焦虑总分，正常值为 50 分，高于 50 分为焦虑。分数越高，焦虑程度越高。

（四）A 型行为类型评定量表

美国临床医师弗雷德曼（Friedman）等，在 20 世纪 50 年代对冠心病患者的性格或行为表现进行系统和科学的观察与研究时发现，冠状动脉粥样硬化性心脏病和高血压易罹患者的行为多为 A 型行为类型。A 型行为类型评定量表。主要用于评估成人的行为模式。量表采用问卷形式，通过患者及家属自己的主观判断进行问答（详见附录 4）。

A 型行为类型评定量表包含 60 个题目，分成 TH、CH、L 三部分。①TH：共 25 题，表示时间匆忙感、紧张感、做事快等。②CH：共 25 题，表示争强好胜、怀有戒心、敌意和缺乏耐心等。③L：共 10 题，为真实性的纠正题。TH 和 CH 两部分共 50 题，包含了冠状动脉粥样硬化性心脏病患者所具有的性格和行为表现的主要特征。L 题用以测定被试者回答问卷的真实性。计分及评估方法如下。

TH 的 25 题中，第 2、3、6、7、10、11、19、21、22、26、29、34、38、40、42、44、46、50、53、55、58 题答"是"和第 14、16、30、54 题答"否"的则记分（每题计 1 分）。

CH 的 25 题中，第 1、5、9、12、15、17、23、25、27、28、31、32、35、39、41、47、57、59、60 题答"是"和第 4、18、36、45、49、51 题答"否"的则记分（每题计 1 分）。

L 的 10 题中，第 8、20、24、43、56 题答"是"和第 13、33、37、48、52 题答"否"的则计分（每题计 1 分）。

首先计算 L 题，如 L≥7 则表示真实性不大，需剔除该问卷或重新测试；L≤7 分者则可进一步调查其他两部分。TH 加 CH 的得分超过 29 分为 A 型行为倾向；30~36 分为中间偏 A 型；37~50 分为 A 型；27~29 分为中间型；19~26 分为中间偏 B 型；1~18 分为 B 型。

素质提升

学习相关条例和准则，提高心理测验专业性

心理测验是一项重要的专业性工作，目前已广泛应用于研究、诊断、安置、教育、培训、矫治、发展、干预、选拔、咨询、就业指导、鉴定等领域，特别是在医疗领域应用十分广泛，其操作的规范性和结果的准确性意义重大，一旦出现乱用滥用现象则可能导致严重后果。

为了引导心理测验工作在我国的正常健康发展，早在 1992 年中国心理学会即颁布了《心理测验管理条例（试行）》与《心理测验工作者道德准则》，并在 2015 年进行了修订。作为医学生，要认真学习相关条例和准则，并积极宣教，提高大众对心理测验的认识水平，杜绝乱用、滥用心理测验的现象发生。

目标检测

答案解析

一、单选题

1. 心理评估是依据心理学的理论和方法对人的（　　）所做出的鉴定

    A. 躯体问题

    B. 生物学状况

    C. 心理品质及水平

    D. 理化水

    E. 健康状况

2. 下列关于心理测验的说法，不正确的是（　　）

    A. 用数量化手段对心理现象或行为加以确定和测定

    B. 主要采用量表的形式进行

    C. 需采用标准化的测验工具

    D. 测验工具需具有一定的信度和效度

    E. 也采用调查、会谈、观察等常用方法

3. 测验工具能够测量出其所要测东西的真实程度称为（　　）

    A. 信度　　　　　　　　　B. 效度　　　　　　　　　C. 常模

D. 常模团体　　　　　　E. 标准

二、多选题

4. 艾森克人格问卷的三个人格维度包括（　　）

A. 精神质　　　　　　B. 胆汁质　　　　　　C. 内外倾

D. 神经质　　　　　　E. 稳定性

5. 常用的自评量表有（　　）

A. 90 项症状自评量表　　B. 抑郁自评量表　　　　C. 焦虑自评量表

D. 主题统觉测验　　　　E. H – R 神经心理成套测验

三、思考题

标准化心理测验的基本条件有哪些？

（陈立花）

书网融合……

本章小结　　　　　　微课 1　　　　　　微课 2　　　　　　题库

第八章 患者心理

PPT

学习目标

1. 通过本章学习，重点把握患者、患者角色的概念；患者角色行为的分类；患者的心理特征；患者的心理需要。

2. 学会不同病期的心理特征，重点掌握临终患者、手术患者、癌症患者、器官移植患者以及医疗美容患者的心理特征；具有对不同疾病患者针对性开展心理干预的能力。

情境导入

情景描述 王阿姨，53岁，乳腺癌早期，一入院就盼早日手术，当手术时间确定下来后又感到惶恐不安，吃不下饭、睡不好觉，尽管在手术前夜服用安眠药，仍难以入睡。手术当日，王阿姨精神过度紧张，刚被推进手术室就大汗淋漓、心跳加快、室上性心动过速发作，为了防止患者手术时出现精神萎靡、免疫力下降、血压波动、机体糖原储备不足、心肺功能下降等现象，影响治疗的效果与康复，医生不得不改期手术。如此反复了多次，后面还有很多患者在排队等待手术，医生很头疼，王阿姨自己也觉得很痛苦。她明知手术时会打麻药感觉不到疼痛，可她一到手术时就控制不了自己的恐惧紧张心理。

讨论 1. 你觉得王阿姨术前焦虑的原因有哪些？
2. 医务人员应该如何缓解王阿姨的术前焦虑？

第一节 患者心理概述

一、患者与患者角色

患者，指患有疾病、忍受疾病痛苦的人。尤指等候接受内外科医生治疗与照料的人。传统模式的患者概念认为只有生物学病变，并有求医行为或处在医疗中的人才称为患者。比较全面的患者概念认为患有各种躯体疾病包括生理功能障碍、心理障碍或精神性疾病的个体，不论其求医与否，均统称患者。

当患者被确诊为患了病，其社会行为便发生了变化，从而进入患者角色。患者角色又称患者身份，是处于患病状态中同时有求医行为的社会角色，这个社会角色指社会规定的用于表现患者的社会位置、权利与义务的总和。美国社会学家帕森斯认为，个体一旦被认为有病，便应部分或全部地减去其家庭的或社会的责任，对其陷入疾病状态没有责任。患者角色包含四要素：免除平日社会角色，负有寻医问药责任，负有恢复健康责任，陷入疾病没有责任。

在主动－被动型、指导－合作型、共同参与型等三种医患关系模式中，患者分别扮演着求助者、合作者和参与者的角色。患者角色并不是一个人的整体，只是一个人的方面，一个人担负着多种角色，是一个角色丛。患者在诊断治疗过程中，可能扮演医疗自助者、医疗求助合作者、医疗拒助者、医疗失助者、医疗反助者或医疗受试者等不同角色。

二、患者的角色行为

临床上患者角色行为有以下 6 种表现。

1. 角色行为适应　基本上与患者角色的"指定心理活动和行为模式"相符合。表现为比较冷静、客观地面对现实。"既来之，则安之"，关注自身的疾病，遵行医嘱，主动采取必要的措施减轻病痛。患者角色适应的结果有利于疾病的康复。

2. 角色行为缺如　多发生在常态角色向患者角色转化时，或发生在疾病突然加重时。表现为患者意识不到自己有病，或否认病情的严重程度，其原因是患者的社会角色或状态不能接受进入患者角色而表现出否认心理。这种行为的后果往往是疾病因治疗被延误而加重。所以医务人员对这类患者要多介绍一些有关的医学知识，使其正视疾病，尽快进入患者角色。

3. 角色行为冲突　同一个体常常承担着多种社会角色。当患病并需要从其他角色转化为患者角色时，患者一时难以实现角色适应。当某种社会角色的重要性、紧迫性凸显时，患者就容易发生心理冲突。这些心理冲突有时较激烈，使患者的患者角色发生反复。

4. 角色行为强化　过分认同疾病状态，行为固着，表现为自信心减弱，依赖性加强，安于患者角色现状。由于依赖性加强和自信心减弱，患者对自己的能力表示怀疑，心理上产生了"衰弱感"或想继续享受"舒适感"，不愿重返原来的生活环境；或者自觉病情严重程度超过实际情况，小病大养。

5. 角色行为减退　已进入角色的患者，由于更强烈的情感需要，不顾病情而从事力所不及的活动，表现出对病、伤的考虑不充分或不够重视，而影响疾病的治疗或者导致病情反复。如一位生病住院的母亲不顾自己的身体尚未康复而毅然出院，去照料患病的孩子。

6. 角色行为异常　这是患者角色适应中的一种异常类型。患者无法承受患病或患不治之症的挫折和压力，表现出悲观、绝望、冷漠，对周围环境无动于衷，这种异常行为如不能及时发现并有效地疏导，不仅对病情十分不利，而且可能发生意外事件。

三、患者的心理特征

患者一般的心理特征，表现在认知、情绪、行为和个性上。

1. 认知上　指患者个体因对病情本身的轻重缓急等认知不当，而产生的不良心理反应。表现为主观感觉异常，记忆思维能力受损；对客观事物敏感；认知评价主观片面。比如生病后患者社会活动大大减少，注意力从外部转向自身，从而使感觉过程增强，个别患者还会出现幻觉、错觉。

2. 情绪上　表现为焦虑、抑郁、恐惧、愤怒。

（1）焦虑　对潜在或即将来临的威胁感到紧张不安的状态，伴有明显的生理反应或者自主神经活动增强。

（2）抑郁　部分患者因失去或者部分失去劳动能力，疾病导致形象变化，变得异常悲观，少言寡语，对外界事物不感兴趣，哭泣不语或叫苦连天，有的患者自暴自弃、放弃治疗甚至有轻生的念头。

（3）恐惧　患病初期的普遍表现，表现为紧张不安、不思进食、夜不能寐，严重时还会出现肌肉紧张、血压升高等情况，干扰诊治过程。

（4）愤怒　当个体面临不满时就会愤怒，在求医过程中可能使患者愤怒的原因：①环境原因，如病房拥挤；②社会与家庭方面，如亲人的遗弃；③经济的紧张；④疾病本身，如遗传性疾病；⑤医患关系不和谐等。

3. 行为上　患者主动性降低，行为退化，依赖性增强，会表现出不合作就医、否认疾病、自尊紊乱等行为变化。患者的情感反应和行为表现往往很幼稚，表现得像孩童，明明可以忍受痛苦，但还要呻吟、哭泣，以引起周围人的注意，唤起关心和同情。

4. 个性上　自我概念是人格的基本构成要素，包括自我认识、自我体验和自我控制。受疾病影响重大，可导致患者发生个性改变，患者独立性降低、自卑、自责，人格衰退，孤僻和退缩。多见于慢性迁移性疾病、器官摘除、截瘫、毁容等患者。

四、患者的心理需要

生病后，患者的需要具有特殊性，表现在需要的不可预测性、不稳定、需要的情绪化和掩饰性。

1. 患者的生存需要　生存需要是人最基本的需要，患病后患者的饮食、呼吸、排泄、睡眠及躯体舒适等需要可能受到阻碍或威胁。不同疾病及病情的严重程度对生理需要的影响不同，如哮喘患者对吸入氧气的需要，食管癌患者对吞咽食物的需要，腹部造口引流粪便或尿液的患者对正常排泄的需要。

2. 患者的安全需要　安全需要是患者最基本和最重要的需要。疾病本身就是安全需要受到威胁，丧失安全感常使患者害怕独处，唯恐发生意外。因此，医务人员对任何一个可能影响患者安全感的因素都应小心地加以避免，任何新的治疗措施都应向患者解释清楚，使患者充分了解治疗的目的和治疗时会出现的各种刺激，避免由于恐惧和不安而影响治疗效果。

3. 社会联系和交往的需要　住院后面对陌生的环境，患者希望医务人员了解和熟悉自己的病情、生活经历和背景资料；能与医务人员进行情感交流并得到关怀和接纳；希望别人了解自己的病情和一般背景情况，能被病友关心和接纳，同时也希望能够了解到病友的相关情况，产生同病相怜的情感；希望保持正常的社会联系和交往，希望得到外界以及家庭成员的消息等，患者希望获得关爱、归属感，实际上是希望获得充分的社会支持，而社会支持是影响健康与疾病的重要因素。

4. 患者尊重的需要　受疾病的影响，患者往往自我评价较低，害怕成为别人的累赘，对他人的评价敏感，自尊心易受到伤害。无论什么背景的患者都希望被理解、被重视、被尊重，有的医院在患者在意的日子举办特殊的医疗仪式，让患者感受到被接纳，被尊重。

5. 患者自我实现的需要　患病后患者自我实现需要会受到暂时的压抑，患者对个性发展、个人能力的发挥等方面常常感到力不从心，成就感下降。特别是一些意外事故致残者，其自我实现需要受挫更严重。此时，医务人员应该用恰当的语言和技术鼓励患者，让他们克服自卑心理和不良情绪，树立战胜病魔的信心。

第二节　各类患者的心理特征及干预

一、不同病期患者的心理特征及干预

（一）急性期

患者会特别焦虑恐惧，出现行为退化。医务人员应当帮助患者改变认知，理解和尊重患者，多安慰和鼓励，增加患者的安全感。

（二）康复期

康复期可能出现错误的认知，产生不良的情绪，产生不健全的人格。

1. 社会功能缺陷，依赖性增强　处于康复期的部分患者心理难以恢复正常，可能影响其社会功能；希望得到医务人员额外的同情、支持与关注，而产生依赖现象。

2. 创伤后适应与成长　在其创伤的修复过程中若能接受来自外界的引导，并尝试自我调整，最终可以积极乐观的人生态度获得前所未有的人生体验，即创伤后成长。

3. 悲观、绝望　由于受到诸多负面因素的影响，尤其是永久性肢体或面部伤残患者难以接受现实，自暴自弃，甚至萌发轻生念头。

4. 创伤后应激障碍　是指由突发性、威胁性或灾难性生活事件，导致个体延迟出现和长期持续存在的精神和心理障碍。

医务人员要帮助患者进行康复运动锻炼，纠正错误的认知，培养积极心态，动员心理的代偿功能，调动积极的社会因素。

（三）慢性期

由于病期的拉长，患者可能会出现患者角色强化，对药物产生依赖或者拒药心理，主观感觉异常，出现情绪反应。可以进行认知行为治疗及支持性的心理治疗，帮助情绪管理。

二、临终患者的心理特征及干预

死亡过程分为 3 期：濒死期、临床死亡期、生物学死亡期，而我们通常讲的临终期患者主要指濒死期。根据临终关怀心理学创始人 Kubler Ross 的研究，临终患者会经历 5 个阶段：否认期、愤怒期、协议期、忧郁期、接受期。

（一）否认期

患者的心理反应是拒绝接受事实。此反应是一种防卫机制，它可减少不良信息对患者的刺激，是心理表现第一期。这一阶段医务人员要注意非语言技巧的使用，处理过程中要真诚，让患者冷静。

（二）愤怒期

患者常表现为生气与愤怒，将负面情绪发泄给医务人员、朋友、家属等接近他的人，以弥补内心的不平。此阶段要充分理解患者的情绪反应，给患者宣泄的环境，让患者将负面情绪宣泄出来。

（三）协议期

患者接受临终事实。此期患者变得和善，能积极配合治疗。这阶段患者开始变得冷静，医务人员及家属可以尽可能满足其各种合理要求，给予更多关心关爱。

（四）忧郁期

患者产生强烈的失落感。出现悲伤、情绪低落、沉默、哭泣等反应。在这一阶段，社会支持非常有必要，给予及时的心理疏导，要预防患者产生自杀心理。

（五）接受期

此为临终的最后阶段。接受即将面临死亡的事实，患者喜欢独处，睡眠时间增加，静等死亡的到来。此阶段医务人员应帮助患者完成未完成的心愿，尊重患者的决定、给予更多支持性的关爱，让患者不留遗憾地走完最后的人生道路。

总之，对临终患者要坚持以治愈为主的治疗，进行对症照顾；在延长生存时间的同时尽力提高患者生命质量；尊重患者的尊严，维护患者的权利；另外，要注意对患者家属进行心理支持，让家属接受和面对现实。

三、手术患者的心理特征及干预

手术期是指患者从入院、经过术前、术中和术后，直至基本康复出院的全过程，又称为手术全期。可为手术前、手术中、手术后 3 个阶段。这 3 个阶段对手术患者很重要，了解手术患者心理特征可以使患者顺利地通过手术以及术后迅速地康复，减少或避免术后并发症。

（一）手术前

因手术都有一定的风险性和不可预估性，所以无论手术大小，对患者都是较强的刺激。这种刺激会通过交感神经系统的作用，使肾上腺素和去甲肾上腺素的分泌增加，引起血压升高、心率加快，有的临上手术台时还可出现四肢发凉、发抖、意识域狭窄，对手术环境和器械等异常敏感，甚至出现病理心理活动。术前担心疼痛、关心主治医师的技术水平及手术效果、关心预后情况、担心经济等问题。

术前焦虑程度对手术效果及术后康复的快慢影响较大。轻度焦虑者效果较好；严重焦虑者预后不佳；而无焦虑者效果往往更差。这是因为，无焦虑的患者由于对医生或手术过度依赖，过分放心，对生理上带来的不可避免的痛苦缺乏应有的心理准备。了解患者心理需求，解除患者疑虑，有针对地开展干预非常重要。

1. 做好术前咨询　术前心理咨询应由权威的医生和护士进行，告知必要的流程和细节，委婉客观地向患者介绍风险，不能过于机械和直接，尤其要告诉患者风险存在的概率，不然很多患者会被吓得不敢接受手术。还要依据不同的患者，用恰当的语言交代术中必须承受的痛苦。对于危险性大、手术复杂、心理负担重的患者，还要介绍有关专家是怎样反复研究其病情并确定最佳手术方案的，并突出强调他本人在手术中的有利条件等，使患者深感医务人员对其病情十分了解，对手术是极为负责的。

2. 深呼吸和放松技术　焦虑状态时，会出现心慌、呼吸加快、肌肉紧张、头部不适、四肢发抖等不适反应，通过深呼吸和放松技术，可以减轻这些不适反应。正确的深呼吸方式要点：保持一种缓慢均匀的呼吸频率，深吸气，然后缓慢地全部呼出来。放松技术主要采用渐进式肌肉放松法，通过全身主要肌肉先收缩、后放松的反复交替训练，体验紧张和放松的不同感觉，从而更好地认识紧张反应，最后达到心身放松的目的，并能够对身体各个器官的功能起到调整作用。

3. 逐级暴露法　对于自己感到害怕或焦虑的目标，先识别引发害怕的情景，把每个情景分解成可达到的若干小目标，然后循序渐进，以求达到最终适应这个情景的目标。比如可以在手术前 3 ~ 4 天告诉患者需要进行手术治疗，使患者有足够时间消化对手术的焦虑。术前 1 ~ 2 天邀请参观手术室的环境，做好术前准备。

4. 音乐疗法　轻松舒缓的音乐可以使人肌肉放松、心率减慢、血压下降、催眠镇静，就像儿童对摇篮曲的催眠反应一样。音乐疗法已广泛地应用于重症颅脑损伤、癌症、心身疾病、围手术和终末患者，取得了理想效果。

5. 适度术前亲属访视　过多的亲属访视会影响患者休息，刺激其紧张情绪，并且有些不当的言语会加重患者对手术的担心，没有家属访视又会使患者感到没有得到关心，也会产生消极影响。此时患者家庭成员可以挑选两三个说话有策略的人在恰当时间段和患者聊聊天，既可减少其紧张情绪又可使其感受到关怀。也可请同类手术成功的患者介绍自己的经验，以鼓励其克服术前的恐惧和焦虑，增强战胜疾病的信心。

6. 清淡饮食　采取清淡易消化饮食，避讳大荤大腻，既有利于减轻消化道负担又可以减少消化系统、肝功能负荷，同时也利于肠道排泄。

7. 医疗干预　医生可以进行相关心理疏导治疗，做好术前心理咨询，必要时遵医嘱应用抗焦虑药物，以减轻焦虑症状。有的医院给即将手术的患者送桃子罐头，用意是祝福患者能从阎王爷那里"逃"回来。

8. 其他　患者自认为可以的方式，比如散步、听相声、读书、洗个痛快澡等。

（二）手术中

由于患者对手术的环境和气氛极为敏感，印象又很深。所以，手术室一定要整齐清洁，床单无血迹、手术器械要掩蔽。一个手术室内最好只摆一张手术台，不宜几个手术台并排摆列，以免产生消极暗示。患者也十分重视手术室医生和护士的举止言谈，医生和护士都应端庄大方、态度和蔼、言语亲切，使患者产生安全感。器械护士必须手疾眼快地配合手术，医生之间要全神贯注、紧密合作，以减轻患者的痛苦。对术中清醒患者情绪紧张时应及时给予安慰。一旦术中出现病情变化或发生意外，医务人员应沉着应对，紧密配合，切忌惊慌失措，大呼小叫，以免给患者造成恐怖和紧张情绪。术中医务人员禁止闲聊嬉笑，切忌窃窃私语，相互之间谈话的声音应柔和，并尽量减少器械的碰撞声，避免给患者造成不良刺激。

（三）手术后

患者经过手术，尤其是大手术，一旦从麻醉中醒来，意识到自己已经活过来，颇感侥幸。这时他们渴望知道真实病情及手术效果。由于躯体组织受到不同程度的损伤，会体验到伤口疼痛难忍。加之身体不能自由活动，会感到日子痛苦难熬。待痛苦缓解后，又开始担心预后。如果对手术恢复情况了解不够，还会出现焦虑、意识障碍、抑郁等。医务人员应做到以下几点。

1. 及时告知手术效果　当患者回到病房或从麻醉中清醒过来，医务人员应以亲切和蔼的语言进行安慰和鼓励，及时告知患者术中情况及手术成功的消息，让患者观看取出的病变组织及器官，以稳定患者的情绪，增强患者度过恢复阶段的信心。同时，患者可能怕疼，怕伤口裂开等，故应给予正确的指导。如胸部手术的患者，医务人员应耐心指导患者有效咳嗽及腹式呼吸，反复讲解、演示、并对患者的配合给予鼓励和支持，减轻患者术后的焦虑和痛苦。

2. 帮助患者缓解疼痛　患者术后的疼痛与手术部位、切口方式、镇痛药物的使用是否得当及病室环境等均有密切关系。对于术后患者应给予舒适、安静、整洁的病室环境，并密切观察患者的病情变化，体谅患者的心情，必要时可遵医嘱给予镇痛药物，也可用暗示法分散患者的注意力或听喜欢的音乐等来帮助减轻疼痛。一旦发生不良心身反应，应及时根据患者不同情绪反应采用不同抗焦虑或抑郁的方法，并且查明原因。

3. 鼓励患者树立战胜疾病的信心　通常外科患者手术后都要经历相当长时间的恢复过程。医务人员应多与患者沟通，多关心照顾，鼓励患者积极与病魔做斗争。若术后效果不佳或愈后不良（如恶性肿瘤已转移），患者在极度痛苦时，经不起任何外来的精神刺激，所以愈后不良的患者，不宜直接把真实情况告诉他们。要根据患者的性格、情绪变化及承受能力，适时地用恰当的语言和技巧与患者沟通，否则会给患者带来巨大的心理创伤。所以对可能致残的患者，术前应向患者交代清楚，并给予同情、支持和鼓励，帮助他们勇敢地面对现实，接纳现实。

心理干预直接影响手术的效果及整个治疗和愈后，能消除患者紧张、焦虑及担忧等不良情绪，使患者树立战胜疾病的信心，增强患者对手术的耐受性，以最佳的状态顺利度过手术期，预防和减少并发症的发生，促进患者早日康复，早日回归家庭，回归社会。

四、癌症患者的心理特征及干预 ❒微课

癌症是威胁人类生命安全的主要因素之一，很多癌症患者不是因病离世的，是因恐惧"癌症"二字而去世的。癌症患者在发病前，有75%遭受过重大的心理打击。但癌症不等于死亡，癌症是可防、可治的。因此，癌症并非如此可怕，可怕的是缺乏对癌症知识的了解和正确认识，尤其是面对癌症时的恐慌心理。

（一）癌症患者的心理反应分期

癌症患者的心理反应分为4个分期。

1. 休克－恐惧期　即"情绪休克"期，初次得知身患癌症会震惊和恐惧，伴有心慌、眩晕及晕厥，甚至木僵。

2. 否认－怀疑期　即"求索与退缩"期，当患者从剧烈的情绪震荡中冷静下来时，会借助否认机制应对怀疑诊断的正确性，用否认的心理防御机制来减轻内心的痛苦和紧张。

3. 愤怒－沮丧期　即"知命"期，当癌症得到确诊后，情绪变得激动、愤怒、暴躁；悲哀、沮丧、抑郁，甚至绝望，有的会出现轻生念头或自杀行为。

4. 接受 – 适应期 即"平静期",当已成定局,患者最终接受和适应患癌事实,但大多数人会进入慢性的抑郁和痛苦。另外,癌症治疗过程中的副作用也会对患者的心理带来冲击。

(二)癌症患者的心理干预措施

1. 提供支持性心理干预 给予患者无条件的情绪支持,以热情、诚挚、理解、体贴的态度取得患者的信任、与患者建立良好的医患关系。

2. 根据患者的人格特点选择对策 因人而异,如对特质焦虑患者,心理干预的重点可侧重于控制干扰患者的各种外来影响因素,充分了解此类患者对刺激敏感、反应强烈且难以排解等特点,尽可能减少不良外来刺激对其造成的心理压力。指导患者认识和表达自己的情绪、教授患者自我心理调节技术。

3. 根据患者不同的心理反应选择心理干预措施

（1）焦虑患者的心理干预 指导患者以有效的应对方式代替不良的应对方式。

（2）恐惧患者的心理干预 减少或消除引起患者恐惧的原因,降低恐惧程度。

（3）抑郁患者的心理干预 鼓励患者表达情绪,认真倾听患者诉说,提供心理支持,防止自杀行为的发生。

（4）否认患者的心理干预 若患者提出他们所否认的问题或者表达对该问题的关心时,提供有关的指导并给予必要的心理支持。

4. 鼓励患者建立有效的社会支持系统 对癌症患者开展心理团建建立归属感,如加入癌症康复中心或癌症患者俱乐部,形成抗癌同盟,增强患者的信心;主动加强与家庭的联系,帮助寻求心理支持;介绍心理因素与肿瘤发生、发展、预后的关系;给予必要的情感支持以及抗癌方案,预防自杀,合理用药,解释病情,关心谅解,鼓励患者将心中的恐惧和不安说出来,尝试掌握一些深呼吸和放松训练的方法。

五、器官移植患者的心理特征及干预

器官移植可分为尸体器官移植和活体器官移植,它已成为治疗器官功能衰竭的有效手段。器官移植可使受者面临器官生理与心理排斥的双重反应,会产生各种心理问题。因此,评估患者的心理状态,采取有效的干预措施,对减轻患者不良心理反应,树立治疗信心,促进生理、心理、社会层面的康复具有重要意义。

(一)移植前的心理特点

术前,患者存在期待和希望的心理,又存在焦虑、抑郁、恐惧等情绪。另外,由于器官来源不足,许多患者需要等待很长时间才能手术,在此期间,新生的希望可能因健康状况的恶化及漫长的等待而破灭,未来生死不确定使其出现抑郁、焦虑、自杀倾向,有的患者治疗依从性下降,不能积极配合治疗。

(二)移植后的心理特点

受者术后的心理反应过程可视为将新脏器合并为身体一部分的过程,即心理同化过程,可分为3个阶段,即异体物质期、部分心理同化期、完全心理同化期。

1. 异体物质期 受者对移植器官产生强烈的"异物"感,难以接受,为自己的生命安全担忧,为自己的脏器丧失而抑郁、悲伤。部分患者的排斥反应还受到供者与受者关系的影响。如果原先两者有矛盾,有的受者会从心理上厌恶这一脏器;部分患者可能因为感到依靠别人的器官生存而产生自卑感。

2. 部分心理同化期 患者逐渐习惯植入的脏器,异体印象逐渐消退,减少对其过分关注。

3. 完全心理同化期 受者已能自然地将新脏器视为身体的一部分,除非被问及或检查,一般不会提到其存在。受者的人格特点可因供者的影响而发生戏剧性变化。

(三)器官移植患者的心理干预

1. 准确进行心理评估 了解精神心理状态、既往治疗依从性、有无烟酒及其他物质滥用史,社会支持状况。

2. 进行心理健康教育　指导家属给予患者强有力的情感及物质方面的支持。

3. 实施心理干预措施　认真观察患者的心理状态和情绪反应，及时处理疼痛、情绪烦躁、睡眠不佳等问题。

💡 **素质提升**

奔走在生死间的"摆渡人"

2010 年，中国正式启动人体器官捐献试点工作，人体器官捐献协调员这一职业随之产生。人体器官的移植需要争分夺秒，一刻都不能耽误，"奔走"也成为人体器官捐献协调员的常态。手机 24 小时开机、接到电话后立即奔赴现场，时间非常紧急，过程也非常曲折复杂，协调过程中，十次可能有八九次都会失败。受传统观念的影响，患者家属对协调员往往抱有警惕、排斥的态度。而作为协调员，也要面临"生与死"的沉重话题。奔走在生与死之间，让生命与光明以另一种方式延续下去，这是中国人体器官捐献协调员的"使命"。令人欣慰的是，随着思想观念的转变，民众对器官捐献的认知度也在逐渐提高。据中国人体器官捐献管理中心官网显示，截至 2021 年 9 月 19 日，有效志愿登记人数已逾 386 万人，实现捐献 3.6 万余例。

目前，我国人体器官捐献的需求和供给仍不平衡，需要更多的人去了解、投入这件事情中。让逝去的生命以另一种方式延续，是一件很伟大的事情。

六、医疗美容患者的心理特征及干预

患者在对整形美容手术的结果充满期待和向往的同时，也会由于层出不穷的整形美容安全事故对整形美容手术有着不信任、紧张、恐惧、焦虑的不良心理。整形美容手术过程中，因为主要涉及患者的脸部、胸部等特殊部位，常会引起患者出现紧张、焦虑、恐惧等不良情绪，导致术中患者出现心肌耗氧增加，血压值上升，心率加速，影响手术效果。术后也需要进入 4 个阶段，根据不同的阶段给予必要的心理干预措施，改善其不良心理状态，有利于美容手术顺利完成。

（一）疼痛水肿

整形美容手术后的心理调适对美容手术的效果有着至关重要的影响。术后恢复需要一定时间，短期的红肿、疼痛是必经的阶段。医务人员应当在恢复期从心理上引导患者，从心理上关心他们。

（二）"不喜欢"的否认期

患者心理也很复杂，有喜有忧，他们有一种即将成功的心态：手术将使我尽善尽美。同时他们也有忧虑，手术结果到底会如何。医务人员应告诫他们手术会有条件地改善他们的外观，但不可能与他们的期望完全吻合。要有一定的心理准备，坦然接受整形美容医师精雕细刻的结果，从而度过术后不太稳定的心理适应期。

（三）术后创面"不良反应"期

手术后应尽量尊重患者意愿，给予适当引导，帮助其保持良好精神状态，同时还应如实向其讲解目前美容现状，对术后有可能出现的现象均应告知，以防止不必要的误会。

（四）接受新形象、新感觉，自我欣赏传播期

患者确存在明显错误观念和想法时，应向其宣传正确的医学和美学观念，帮助其正确理解医学整形及美容的各方面知识，让他们理解只有个性的美才是真实的美，美并非千篇一律。

目标检测

答案解析

一、单选题

1. 希望得到同事、上司、亲属、朋友的探望或馈赠，有时甚至希望直接参与自己的职业活动。这属于患者的（　　）

    A. 生存需要　　　　　　B. 安全需要　　　　　　C. 社会联系和交往的需要

    D. 尊重的需要　　　　　E. 自我实现的需要

2. 患者安于已适应的角色，小病大养，该出院而不愿意出院。此时患者的状态被称为角色行为（　　）

    A. 减退　　　　　　　　B. 缺如　　　　　　　　C. 冲突

    D. 强化　　　　　　　　E. 适应

3. 器官移植术后，患者逐渐习惯植入的器官，异体印象逐渐消退。这一时期称为（　　）

    A. 异体休克期　　　　　B. 异体物质期　　　　　C. 部分心理同化期

    D. 完全心理同化期　　　E. 排斥反应期

4. 临终患者常表现为生气与激怒，往往将愤怒的情绪向医务人员、朋友、家属等接近他的人发泄，以弥补内心的不平。此时正处于的阶段是（　　）

    A. 否认期　　　　　　　B. 愤怒期　　　　　　　C. 协议期

    D. 抑郁期　　　　　　　E. 接受期

5. 患者，男，65 岁。因尿血被诊断为肾癌。在得知自己的病情后，拒绝治疗，继而赴多家医院进行咨询。其心理状态处于（　　）

    A. 休克 – 恐惧期　　　　B. 失望 – 无助期　　　　C. 否认 – 怀疑期

    D. 愤怒 – 沮丧期　　　　E. 接受 – 适应期

二、思考题

患者，男，70 岁，退休教师。肝癌术后 3 年，现已诊断为肺转移、骨转移，伴随重度疼痛症状，消瘦，长期卧床。住院期间患者表现平静，神情淡漠，常与家人沟通，安排处理自己的后事。患者的女儿无法接受患者的病情，非常悲痛，经常在病房外面痛哭。

请问：1. 请列出临终患者的心理反应阶段，并指出该患者心理反应属于个阶段。

　　　2. 如何对该患者开展心理干预?

（钟兴泉）

书网融合……

本章小结　　　　　　　　微课　　　　　　　　题库

第九章 医患关系

PPT

◎· **学习目标**

　　1. 通过本章学习，重点把握医生角色、医患关系、医患沟通的概念；医生的心理特征及需要；医患关系的结构、特点及类型；医患沟通的基本方法。
　　2. 学会影响医患关系、医患沟通的因素，提升职业素养；具有处理医患纠纷的能力；能运用所学的医患沟通基本技能，建立和谐的医患关系。

≫ **情境导入**

　　情景描述　缓解医患矛盾、构建和谐医患关系是建设健康中国的题中之义。但近几十年来医患关系日趋紧张，医患纠纷与冲突事件呈现爆发式增长态势。通过对 2021 年 6 月 30 日中国司法大数据服务网上数据库的检索，2009—2019 年 10 年间，全国医疗损害责任纠纷与医疗合同服务纠纷案件数量共计 111511 件。其中 2009 年为 67 件，2019 年则为 24090 件，增长幅度惊人。各种伤医甚至杀医事件不断见诸报端，一些医院通过入院安检、警察驻守、穿戴防护设备等措施来"保卫"医生，舆论惊呼医患关系由"鱼水关系"转变为"水火关系"。在公众对医患关系表达不解与不满的同时，学界对医患关系也进行了深入的讨论与反思。

　　讨论　1. 医患关系日趋紧张的原因有哪些？
　　　　　2. 在医疗过程中，应如何建立良好的医患关系？

第一节　医生角色与医疗行为

一、医生角色的概念

　　患者角色是由社会学家帕森斯首先提出的，他把疾病看作一种社会的偏离行为，医生角色是与患者角色对应的一个概念，医生的角色功能是帮助患者恢复正常的社会角色。

　　医生角色是指在医患关系中占据主导地位，并遵从着与诊断、治疗相关的职业规范，通过一定的行为模式对患者负责的群体。医生角色是医疗卫生队伍的主体，是一个重要的社会角色。

　　医生是就一个人所从事的职业而言的，是一种职业称谓，而医生角色则只有处于诊疗过程之中，对患者承担着特定的诊疗责任时，才充当起的社会角色。现阶段，我国医生角色的内涵如下：①医学专业技术知识的拥有者；②医疗服务者；③医学道德的执行者和维护者；④国家卫生政策的具体执行者；⑤医疗经济管理者；⑥医学教育者。

二、医生的心理特征 📱微课

　　通过对不同状况下医生心理状况的分析，找出主观因素造成医疗事故的内在原因，有助于提高医疗质量，减少医患纠纷。

（一）医疗事故频发倾向医生的心理特征

指已有一次医疗事故体验后一再造成医疗事故苗头的医生。医疗事故频发倾向是一种人格缺陷，造成的原因主要与生理缺陷、药物成瘾、家庭不和及不良工作态度等有关。偏颇态度也常引起医疗事故频发倾向。此类人是应该防范的重点，他们的心理特征通常有以下 3 种。

1. 无所谓心理　平时工作不认真，久之成习，对发生医疗事故抱无所谓态度。

2. 侥幸心理　有一定的临床经验，但不丰富；有一定操作技能，但不是十分熟练。

3. 惰性心理　有些医生认为"常在河边走，哪能不湿鞋"，出了事故苗头，不是积极主动去补救，而是听之任之。

（二）医疗事故发生时医生的心理特征

1. 感知有错误　可分为 3 种情况：①刺激物出现了，但医生没有或无法感知到；②刺激物已被发现，但感知有误；③对刺激物感知不全面。人的感知过程是由客观刺激物、健康的感觉器官、清醒的头脑连环产生的，缺少任何一个环节，都不能正确感知。

2. 判断不准确　是指经过思考所做出的判断与实际情况不符。主要原因：感知材料不全面、过分自信、受不良情绪影响、智力影响、经验不丰富、思维品质有缺陷等。

3. 反应不恰当　这是造成医疗事故的直接原因。反应不恰当，主要分为反应不及时和反应不准确。影响因素主要与刺激物大小、强弱、部位、年龄和技术熟练程度、复杂性、不良习惯等有关。

（三）医疗事故发生后医生的心理特征

1. 内疚心理　因失职所造成的严重后果，觉得对不起受害者，自责，愿意为失职行为负责。这是正常的心理状态。

2. 紧张心理　害怕惩罚，情绪激动，坐卧不安，如呆如痴，对外界反应敏感，而又故作镇静。

3. 怨恨心理　虽也怨恨自己，但更多的是怨恨别人或强调客观情况。

4. 隐瞒心理　医疗事故发生后，有的医生会采取措施弥补，但目的往往是隐瞒事实真相，甚至与他人攻守同盟，以避免被定为医疗事故，这是不良的心理状态。

5. 开脱心理　有的医生首先想的不是承认事实，而是如何把责任推给别人，以达到嫁祸于人的目的。

6. 抗拒心理　有的医生对事故采取不承认的态度，有时还会威胁领导和其他当事人。

7. 绝望心理　发生重大医疗事故，前途、地位、家庭等方面会发生根本变化，绝望感会直线上升，表现出暴躁、沉默、不配合、破罐子破摔，甚至采取极端行为。这是最坏的一种心理状态。

三、医生的心理需要

人本主义心理学家亚伯拉罕·马斯洛提出需要层次理论，认为人都潜藏着 5 种不同层次的需要，这些需要在不同的时期表现出来的迫切程度是不同的，人最迫切的需要才是激励人行动的主要原因和动力，医生的心理需求如下。

（一）医生的生存需要

医生从见习医生到主任医生，成长时间久，等级间待遇差异大。初级的医生从事最底层的工作，他们的收入还不能满足基本的生存需要：住房、车贷、家庭开支等生存压力容易使他们产生自卑、焦虑、抑郁等消极情绪。

(二) 医生的安全需要

对于很多医院，伤医事件屡屡发生，医生猝死事件也经常出现；医疗行业的高风险性使得临床一线医生长期处于神经高度紧张状态，对生命安全需求迫切。临床一线医生每天接触各种病原生物，其自身感染的概率也大大增加，调查显示，有85%的临床一线医生对自己工作存在"又喜欢又害怕"的心理，对于自己的生命安全存在焦虑感和紧张感。

(三) 医生的社交需要

医生的社交需求，也就是对归属与爱的需求，他们渴望得到社会与团体的认可和接受，希望与同事建立良好和谐的人际关系。如果这些需要得不到满足，个体便会产生强烈的孤独感和疏离感。

(四) 医生的被尊重需要

医生既要面对各种病痛折磨和死亡的残酷现实，又要面对与各种患者和患者家属交往的考验，患者及家属对医疗效果的期待、对医疗费用的不解等往往导致对医生的否认及不尊重，极易加重医生的心理负荷和身体疲劳。医生需要获得患者及亲属的尊重与配合，需要社会各界的理解与支持。

(五) 医生的自我实现需要

医生的终极需求是自我价值的实现，但能实现的是凤毛麟角。医生需要获得实践和学习的满足，能体现自我价值。但是首先要满足生命安全的需要和受社会尊重及认可的需要。

四、社会文化因素对医疗行为的影响

社会文化是与基层广大群众生产和生活实际紧密相连，由基层群众创造，具有地域、民族或群体特征，并对社会群体施加广泛影响的各种文化现象和文化活动的总称。医疗行为是指凡以治疗、矫正或预防人体疾病、伤害、残缺或保健目的所为诊察及治疗，或基于诊察、诊断结果以治疗为目的所为之的处理，或用药等行为等的总称。社会文化因素通过对周边的、附属区域的辐射，调节、生产和构建医疗行为。

(一) 社会文化调节医疗行为

一个社会的文化所拥有的观念和价值会引导该社会成员的行为，使他们生活在某个聚居地、从事某项工作。这些调节会使他们与病源接触的可能性增大，也会改变他们与医疗资源接触的可能性。

(二) 社会文化生产医疗行为

社会观念和人际关系可能本身就是病源或疗法，疾病与治疗都可能直接起源于观念以及人际关系，就像起源于生理因素和医疗措施一样。随着疾病和死亡类型的变迁，人们发现传统病因观暴露出严重的缺陷，并且认识到摆脱病魔、减少死亡，求得健康生存不仅涉及生理学范畴，还涉及与其密切相关的心理、行为、社会学等范畴。由此，人们更加注重生活的社会环境与生物相互作用适应的过程，重视社会、经济、文化、心理行为等因素与发病、死亡间的联系。比如美满的婚姻关系有益身心健康，安慰剂效应即相信自己生病了，自己便真的会生病；相信药物会产生有害的副作用，有害的副作用便会产生。反安慰剂效应即患者不相信治疗有效，可能会令病情恶化。

(三) 社会文化构建医疗行为

社会文化建构了其成员思考和感受疾病的方式。也就是说，一个社会成员从别人那里学到了疾病的名称、症状、病程、病因、道德上的重要性，以及用何种态度应对这种疾病。不同民族对于同一种疾病的看法不同，不同时代对于某种疾病的看法也在变动。

第二节 医患关系概述

一、医患关系的概念

医患关系是指医患双方以保持健康和消除疾病为目的而建立起来的供求关系，医患之间既是主体间服务与被服务的关系，又是主体间消费与被消费的关系。医患关系是医疗人际关系中的关键。广义上的医患关系指医方和患方的关系，"医"指医务人员，除了医生外，还包括护士、医技人员和医院管理人员等；"患"也不仅仅指患者，还包括与患者有关联的亲属、监护人和单位组织代表等。狭义上的医患关系主要指医生与患者的关系。医患关系是医学伦理学的核心问题，医患关系是社会人际关系的重要组成部分，是全部医德的轴心。医患关系是一种合同，一种契约关系，也是一种诚信关系。

二、医患关系的结构

医患关系涉及医学伦理学的许多基本问题，其中最重要的是患者的权利问题和医生的义务问题。

（一）患者的权利

1. 生命健康权 健康权是指患者依法享有的维护生理机能的正常运行和功能正常发挥的权利。

2. 人格尊严权 患者有权受到医生的尊重，尊重患者是医生行业品德最低限度的要求。

3. 及时获得救治权 救治权是保障患者生命健康权的基础，有时候拖延几分钟就可能错过了抢救成功的最好时机，致使患者丧失生命。

4. 知情选择权 患者在接受医疗方案之前有了解方案利弊得失的权利，以及从医方介绍的几种方案中做出选择的权利。

5. 隐私权和保密权 对在患者治疗、护理过程中所涉及的患者个人的隐私和生理缺陷等，患者有权要求医护人员为其保密。

6. 医疗监督权 患者有权监督自己的医疗及护理权益实现的权利。

7. 获得医疗损害赔偿的权利 因医生过失行为导致的医疗差错和事故，患者及其家属有权提出经济补偿的要求。

（二）患者的义务

1. 配合医疗的义务 提供病史、接受侵入性治疗，传染病患者有接受强制检查、隔离、强制治疗的义务。

2. 服从医方管理的义务 在医疗过程中因患方不服从管理而造成的严重后果，医方是不承担法律责任的。

3. 交纳医疗费用的义务 任何正当收费被拒绝的现象都是违反法律规定的。为了抢救患者的生命，在紧急况下可以先抢救后交纳费用，但是绝不能因此成为拒绝交费和逃避付费的理由，无故不交纳费用也是应承担法律责任的。

（三）医方的权利

1. 诊断治疗权 医方在自己注册的执业范围内有对患者实施疾病诊断、医疗的权利。为了使疾病得到明确诊断，医生有权对患者进行医学检查、疾病调查和医学处置。

2. 特殊干涉权 根据患者的病情需要采取限制干预性的措施。如发现特殊传染病时，有权对患者进行隔离治疗；精神疾病患者的行为失控时，医方有权对其实施限制，以免造成不良的后果或者危害社会其他人的健康和安全。

3. 医学研究权　医方有对复杂疑难疾病实施研究的权利。当然这些研究必须把患者的生命健康放在第一位，以不损害患者的生命健康为宗旨。

4. 医疗行为豁免权　在紧急情况下为抢救垂危患者的生命而采取紧急医学措施造成不良后果的；在医疗活动中由于患者病情异常或者患者体质特殊而发生医疗意外的；在现有医学科学技术条件下，发生无法预料或者不能防范的不良后果的；无过错输血感染造成不良后果的；因患方原因延误诊疗导致不良后果的；因不可抗力造成不良后果的。

5. 人格权与管理权　医务人员享有人格、尊重、人身安全和其他合法的权利。这是维护医方正常工作的法律保障，实际上也是对患者利益的保障。管理权是指医方有权依据行业的有关规章制度和医疗工作的实际需要对患者及其相关人员进行必要管理的权利。

6. 收取医疗费用权　收费性纠纷，主要表现在收费的不合理和患者无故欠费、逃费现象。当然，属于不合理的收费，患方有权提出质疑，要求医方改正。

（四）医方的义务

1. 依法医疗的义务　在诊疗工作中要认真，一丝不苟，不能敷衍马虎，所提供的治疗方案和措施要科学合理，有理论依据。

2. 严守常规制度的义务　《中华人民共和国执业医师法》第二十二条规定："医师应遵守法律、法规，遵守技术操作规范。"

3. 紧急救治的义务　《中华人民共和国执业医师法》第二十四条规定："对急危重患者，医师应当采取紧急措施进行治疗，不得拒绝急救处置。"

4. 告知义务　《医疗事故处理条例》第十一条规定："在医疗活动中，医疗机构及其医务人员应当将患者的病情、医疗措施、医疗风险等如实告知患者，及时解答其咨询；但是，应当避免对患者产生不利后果。"

5. 转诊并出示病例的义务　《医疗机构管理条例》第三十一条规定："医疗机构对危重患者应该立即抢救。对限于设备或者技术条件不能救治的患者，应当及时转诊。"

6. 保密和报告义务　《中华人民共和国执业医师法》第二十九条规定："医师在发生医疗事故或发现传染病情时，应当按照有关规定及时向所在机构或卫生行政部门报告。医师发现患者涉嫌伤害事件或非正常死亡时，应当按照有关规定向有关部门报告。"

三、医患关系的特点

我国现阶段医患关系的特点如下。

（一）医患主体的复杂化

医患关系的主体不止限于医患双方，还涉及与医方和患方相关的家属及社会组织，甚至舆论媒体。医患纠纷的客体除了生命健康权外，还有财产权等内容。使得常见的纠纷由患方因认为其生命健康权受到侵害而提起，发展到医院可能因医疗费用拖欠而主动出击。

（二）权利意识的觉醒与医患关系民主化

随着医患地位的平等化，医疗活动已衍变为共同参与医疗决策和选择医疗服务。患者的权利意识越来越强，不再是被动的接受体，而是在知情同意的前提下，主动参与治疗。在对待疾病的问题上，医患双方地位越来越平等，医患关系变得越来越民主化。

（三）医患关系的商业化倾向

随着经济的发展，医患关系发生了商业化的倾向。医患关系的商业化使得医疗保健事业同样存在着销售者和消费者的关系。从积极方面看，这有利于患者利益的实现和医学科学的发展；但消极一面表现在商品经济中货币因素所产生的副作用，出现唯利是图、片面地一切向钱看的倾向。

（四）医疗手段技术化与医患关系异化

医学高技术应用于临床治疗，大大提高了医学对疾病的诊治能力。但是人们在享受医疗技术进步所带来的好处时，也走向了另一个极端——医生的诊断对设备检查和化验结果的依赖性越来越强，医患之间的交流日益减少。这使得医生忽视了对患者生命的关爱，淡化了对患者的理解和尊重，使医患关系演化成了医生－机器－患者的关系，这就造成了医患关系间接化、技术化。

（五）医患关系模式由单一趋向多元

随着医学模式的转变，医患关系多元化的不断出现，人们价值观念的多元化倾向也反映在医患关系上。患者对医疗保健要求则有层次、档次上的差别，有的仅需要最基本的医疗服务，有的则要求高级别、知名专家甚至特需服务等。

（六）医患冲突的法律诉讼化倾向

传统的医患关系仅仅是一种单向关系，即只讲医生对患者的义务。而患者权利的提出，使这种单向关系转化为双向关系。传统的医患关系在很大程度上是靠伦理道德规范维系的。在现代社会，单是靠伦理准则约束人的行为显得不够有力，因此法律规范逐步成为医患关系的制约手段。例如对"知情同意""保密"，一些国家法律制定了有关条文。

四、医患关系的分类

（一）根据医患交往的内容分类

根据医患交往的内容可以分为技术关系和非技术关系。医患关系模式是基于医患关系中的技术关系和非技术关系而概括总结出来的。医患之间相互影响、相互作用的基本模式，反映了医务人员看待和处理医患关系的总的观点和根本方法。技术关系包含主动－被动型、指导－合作型以及共同参与型。非技术关系指道德关系、利益关系、价值关系、法律关系及文化关系。技术关系是联系医患关系的中介桥梁与纽带，非技术关系会影响技术关系。如果非技术关系良好，可为医疗技术活动的开展创造良好的条件，达到较好的效果；如果非技术关系处理不好，会使医患关系恶化，甚至使医疗技术活动中断。

（二）根据医生和患者地位、作用分类

1956 年，萨斯和荷伦德在《内科学成就》一书中，根据医生和患者在医疗措施的决定和执行中的主动性大小及作用，提出了 3 种基本的医患关系模式：主动－被动模式、指导－合作模式和共同参与模式。

1. 主动－被动模式　也可称为支配－服从模式，医生处于主动或支配地位，患者完全是被动的。是一种传统的医患关系类型。这种模式在现代医学实践中普遍存在，如外科、麻醉、抗菌治疗等。常适用于急诊治疗、严重创伤、大出血或休克昏迷等。

2. 指导－合作模式　该模式中的患者有一定意志要求，需要医生帮助，并愿意合作。在这种关系中，虽然患者有了一定的地位和主动性，但总体上医患的权利还是不平等的。适用于急性感染患者。

3. 共同参与模式　这类模式以平等关系为基础，医生和患者都有治好疾病的共同愿望。双方各自发挥自己的积极性，相互支持，相互协同配合，共同和疾病做斗争。适用于大多数慢性疾病。

五、医患关系的影响因素

医患关系是医疗实践活动中最基本的人际关系，这一关系的协调与否直接影响着整个医疗实践活动

的开展与良性运转。医患关系是否良好受患方、医方、政府、社会媒体舆论等多方面影响。

（一）患方因素

1. 医疗储备不足　患方不具备医务人员的专业知识和技能，不能对医疗服务质量进行合理分析和判断，难以对医方有一个全面、清楚、准确的了解，疾病的突发性和随机性也让患方来不及去了解疾病相关知识。一旦诊疗达不到预期的效果，常会以"弱者的武器"提出维权主张，导致医患关系紧张，甚至产生医患纠纷。

2. 对医疗效果期望过高　患方易过高估计医疗效果，对医方过于依赖。当治疗效果未达到患方预期时，医患之间建立的信任将会逐步瓦解，从而使患方失去信心，产生医患矛盾。

3. 对医院方面的不信任　患方对院方医德、医技、医疗制度不信任；对医方救死扶伤的执业道德、高尚的人文素养等不信任；怀疑医生的诊断和治疗措施，对治疗缺乏信心；不尊重医嘱，隐瞒病情或发病原因，无理由拒绝某位医生而挑选另一位医生治疗；患方对医院医疗质量控制、收费制度不信任等。

4. 受经济利益驱动　当前，患方通过行政手段解决纠纷逐渐减少，寻求法律手段解决纠纷逐渐增多。其中不乏高额赔偿案例，经济利益导向起了相当大的作用。

5. 主观要求过高　患方将就医行为简单理解为商品买卖行为，无视医疗工作是高技术、高风险和诸多不确定因素的一门科学。提出一些无理要求或不切实际的要求，超出医院的医疗条件，医生难于满足，导致医患关系紧张。

（二）医方因素

（1）工作强度大，工作压力大，导致医务人员失去热情和耐心。

（2）医生沟通能力欠缺，职业素养缺失，职业兴奋性低。

（3）医疗技术的局限性，事实上人类在现阶段有许多疾病是无法医治的，治疗缺陷引发医疗纠纷。

（4）医疗管理制度不完善，医疗体制转型期的碰撞。

（5）医院类型及科室病种的不同，医患关系呈现不同的特点。

（三）政府因素

1. 对医疗卫生事业的资金投入不足　导致了医院的超负荷运转，陷入以药养医的怪圈，令患者不堪重负。

2. 优质资源过分集中在大医院　形成医疗资源配置的绝对不平衡。很多一级医院或社区医院"门可罗雀"，而一些大型公立医院则出现"人满为患"的情况。患者没有得到有效分流，造成了医疗资源的浪费与紧张，降低了公立医院的医疗服务质量。一些危重患者得不到及时救治，从而加剧了医患矛盾。

3. 医疗保障水平低、覆盖面窄　加上医疗费用的上涨和医疗保险制度的改革，给患者造成较大的经济和心理压力，使他们对医疗机构和医务人员产生抵触情绪。

（四）社会媒体舆论因素

医患关系是社会各界关心的敏感话题，而突发性医疗安全事件更是在第一时间得到广泛关注。部分媒体抓住"医患关系"这个新闻点，未经客观深入调查就进行"修饰化"报道，误导社会公众的判断。信任是一种冒险，不安定因素很多，媒体一旦传播便会将这种不安定影响扩大化。"使一个信息的某些方面的特征更加突出，或者重新解读和诠释现有的符号和现象，从而引起社会体系中其他参与者做出特定的再解读与反应"。信息不对称导致连锁反应，进一步加深患方的不信任。

第三节　医患沟通

目前，医患沟通的现状不容乐观，改善医患关系迫在眉睫。据报道，医疗纠纷导致的警讯事件中，有 60% 是医患沟通障碍所致，并且医院业绩的好坏 80% 与医患沟通的质量有关。

一、医患沟通概述

医患沟通是指医患双方在医疗活动中围绕患者的健康问题进行的不断深化的信息交流，所交流的信息既包括与疾病诊治直接有关的内容，又包括医患双方的思想情感、愿望要求等方面的表达，其方式有言语沟通和非言语沟通。

医患沟通有 4 个特点：①有特定的沟通主体，既指医院，也指医务工作者，而更多的是指医生；②已有特定的沟通对象，即以生理上有病痛，存在着"应当得到关心照顾"心理的患者或患者的家属；③已有特定的沟通内容，即以疾病和健康为主要沟通内容；④有多方面的交流。

二、医患沟通的功能

医患关系直接影响着整个医疗实践活动的开展与良性运转。

（一）有助于增进医患之间的深层了解

医患沟通有助于患者了解相关疾病与治疗的信息，克服恐惧，获得心理安慰，有助于提高患者对医院的满意度，加强对医方的信任，减少医疗纠纷。

（二）有助于提高疾病的治愈率

良好的医患沟通可以减少不当医疗行为的发生。例如，如果医生没有了解到患者的药物过敏情况而使用了不当药物，则可能危及患者生命，影响治愈效果。

（三）有助于提高医务人员的素质

良好的医患关系，可以使医生在安全、被尊重的环境下行医，获得较高的职业认同感，主动深入岗位实际，注重增强沟通技巧，提高沟通能力，全力以赴地实现医疗目标。

（四）有助于医院的可持续发展

良好的医患关系有助于患者更加信任医生，能够与医院保持较长久的联系，一旦自己或亲朋有医疗需要就会愿意到这里来，成为医院潜在发展的动力。

三、医患沟通的影响因素

医患沟通存在于整个医疗服务的全过程中，受医患双方心理状态、就医环境、信任度等诸多因素的影响。现将影响医患沟通的主要因素归纳如下。

（一）医患双方的心理状态

医生长期在高难度、高强度、高风险的应激状态下工作，很难体会患者心理，医疗事故发生率偏高，影响医生身心健康、工作的热情及工作效率。

患者在医院的陌生环境中，会选择性地注意与疾病相关的负面信息，一旦治疗无效则会体验到强烈的挫折感，处于非理性状态，把治疗失败归咎于医务人员，进而倍感激愤，甚至对医务人员产生报复心理和行为，以补偿内心的失衡。

（二）患者对医生的信任程度

在医患的接触过程中，患者将对病情治愈的希望寄托在医生身上，在接受治疗的过程中如果患者对医生的信任程度不够，就会造成医患沟通的障碍。对医生持怀疑的态度，在半信半疑中进行疾病的诊治将不会达到有效的治疗效果。

（三）医患双方的信息不对称

医患中信息不对称是客观存在的，患者对医疗信息的匮乏以及对医学专业用语的不了解与医生形成了鲜明的对比，这种医患的信息不对称势必会影响医患沟通的效果。

（四）医生的知识水平及素质

精湛的专业知识是医患沟通的基础，是患者信任的前提，是医生在与患者交流中自信的来源。因此，医生首先要进行足够的专业知识储备，才能在临床工作中厚积薄发。

四、医患沟通的基本方法

医患沟通的方法可分为言语沟通和非言语沟通。

（一）言语沟通

言语沟通包含说话技巧、提问技巧、反馈技巧。

1. 说话技巧　从积极角度说话；多用征询的口吻，少用命令和强制的口气；运用得体的称呼语，用心说话，建立良好的第一印象；保持对话的开放性，减少自我防御；注重多使用鼓励性语言，少用恐吓和指责性语言；注意支持性的非语言线索；避免使用专业术语，解释要因人而异，少用专业术语，多打比方。

2. 提问技巧　选择合适的时机，要有所间隔，要明确和简练。合理使用开放式/封闭式提问，避免审问式提问。避免使用诱导型问题。

3. 反馈技巧　反馈的形式分为语言反馈（用语言表达）和肢体反馈（用动作、表情等躯体语言反馈）。多提供建设性、鼓励性的反馈。消极反馈要注意表达的方式。避免模糊性反馈，表达尽量清楚、准确、简洁，条理清晰，措辞得当，重点突出地解释病情及治疗方案。

（二）非言语沟通

非言语沟通对于表达情感、调节互动关系，验证语言信息等具有重要的作用。

1. 面部表情　有心理学家指出，在会谈信息的效果中，语词占7%，音调占38%，而面部表情和身体动作要占55%，后两者都是非语言性沟通方式。表情是医患交流中使用最为频繁的体态语言，其中表现力最丰富、使用最广泛的是目光接触和微笑。

（1）目光接触　人类五官在获取信息方面，视觉占87%，听觉占7%，嗅觉只占1%，医患沟通时，一般而言自然大方地平视对方面部、随着谈话内容不时地转动目光是比较好的交流方式。切忌目光过分聚焦、过久凝视、不正视对方、目光频繁转动或四处扫视。

（2）微笑　自然真诚的微笑，表达着对患者的安慰与鼓励，有助于增强医患间的情感共鸣，帮助患者减轻病痛带来的恐惧与焦虑，同时也为优质、高效的医疗服务打下良好的基础。

2. 身体姿势　常能传递个体情绪状态的信息，能反映交谈双方态度、关系和交谈的愿望。医生坐姿应轻松，上身微前倾并微微点头。

3. 会谈的距离　医患双方座位摆成一定角度（如直角），并有适当距离（约一个手臂长度），空间距离要根据患者的性别、年龄、职业、治疗方法的不同来决定，一般认为，比较合适的空间距离以1米左右为宜。

4. 诊室的环境　安静，避免闲杂人员进出，通风良好。医生的着装要给患者一个好印象，强调医生着装要整洁、得体。

素质提升

人人皆患者　人人皆医者　理解万岁

人人皆患者

人吃五谷，谁能无病？生老病死是人生的规律，是每个人的必由之路，是大众的体验，谁也不能回避疾患的痛苦与死亡的恐惧。作为一个正常的人，每个人都不同程度地患有"亲人疾患综合征"，即当其亲人患上重病后，几乎人人都会表现出一定的身心不良反应，如焦虑、恐惧、判断力低、情感失控、行为失衡、失眠、食欲不振、疲劳、心悸等。

人人皆医者

人是世界上最精妙、最神奇的生命体，每个人都有掌握生命、把握健康的本能力量，每个人都曾有过自我救治小伤小病的经验。有句俗话："久病成医"，长期患病的经验和体验，使人们对该病的诊疗知识比一些年轻医生还要多。从医学心理看，心理因素既能致病又能治病。健康的心理是维护人体免疫力的基础。从社会角度看，患者的自主维权意识和行动已渗透到医学实践的全过程。医生的诊疗方案需要患者的"批准"和支持才能全面有效地实施，疗效如何，取决于患者支持的程度。

所以理解万岁，和谐医患关系需要你我共同努力。

目标检测

答案解析

一、单选题

1. 萨斯和荷伦德提出的医患关系基本模式是（　　）

　　A. 主动－被动型、共同参与型

　　B. 主动型、共同参与型

　　C. 被动型－主动型、共同参与型

　　D. 主动－被动型、指导－合作型、共同参与型

　　E. 主动－被动型、指导－配合型

2. 对于切除阑尾炎的术后患者，宜采取的医患模式是（　　）

　　A. 主动－被动型　　　　B. 被动－主动型　　　　C. 指导－合作型

　　D. 共同参与型　　　　E. 主动－主动型

3. 以下不属于患者权利的是（　　）

　　A. 生命健康权　　　　B. 人格尊严权　　　　C. 及时获得救治权

　　D. 知情选择权　　　　E. 保管病志权

4. 以下不属于患者义务的是（　　）

　　A. 如实提供病情和有关信息

　　B. 避免将疾病传播他人

C. 尊重医师和他们的劳动

D. 不可以拒绝医学科研试验

E. 在医师指导下对治疗做出负责的决定并与医师合作执行

5. 医患关系出现物化趋势的最主要原因是（　　）

A. 医学高技术手段的大量应用

B. 医院分科越来越细，医生日益专科化

C. 医生工作量加大

D. 患者对医生的信任感降低

E. 患者过多依赖医学高技术的检测手段

二、思考题

患者，女，49 岁，工人。因"子宫肌瘤"在医院进行全子宫切除术后半个月，阴道流血 3 小时后就诊。由于门诊人数太多，候诊 1 小时，首诊是位进修医生，根据病史和症状，考虑阴道流血可能系阴道残端出血所致，未做妇科检查。嘱患者口服止血药"心安咯血"，如继续出血再来医院。1 小时后患者因出血量大增来医院就诊，于是收入院治疗。入院挂号候诊耗费了 2 个多小时，就诊时与医生只交流短暂的几分钟。患者丈夫认为医生工作不认真，未做体格检查，处理不当，以致延误病情。情绪激动，嗓门粗大，要追究医生责任。

请问：1. 此案中，院方应如何建立良好的医患关系？

2. 有效医患沟通的方法有哪些？

（钟兴泉）

书网融合……

本章小结　　　　微课　　　　题库

第十章　心理干预

学习目标

1. 通过本章学习，重点把握心理干预的概念、内容和方式；心理治疗的概念、适用范围和基本技术；心理干预的七种主要方法。

2. 学会心理干预的主要方法；熟练运用相应的心理治疗方法处理临床心理疾病，从医学心理学视角对患者进行有针对性的治疗与关爱。

≫ 情境导入

情景描述　患者，女，13岁，初一年级学生。因情绪低落，精神紧张，并伴有头疼心慌，胃疼干呕，失眠多梦等症状由母亲陪同来访。患者是独生女，家庭经济条件不好，但父母对她很疼爱，也对她寄予了很大希望，尤其是母亲，更是盼着她成为一个品学兼优的孩子，将来不再重复父母的生活窘迫之路。患者从小就特别懂事，勤俭节约，能充分理解父母的辛劳。小学六年，她学习刻苦，成绩优异，自尊心很强，对自己要求也很严格，一直是老师、同学口中的好学生，家长眼中的好孩子，未受到任何挫折。

讨论　1. 综合以上信息，患者适用哪种心理治疗方法？

2. 如果使用理性情绪疗法，具体应怎么做？

第一节　心理干预概述

一、心理干预的概念

心理干预是指在心理学理论的指导下，有计划、按步骤地对一定对象的心理活动、个性特征或行为问题施加影响，使之发生朝向预期目标变化的过程。一般认为心理干预的主要方法包括心理咨询和心理治疗，但随着医学心理学的发展，心理干预的内涵和范围也在不断变化和扩展。我们至少可从两个角度上理解心理干预的内涵：一方面，心理干预是各种心理学干预手段的总称，包括心理治疗、心理咨询、心理康复和心理危机干预等；另一方面，随着社会生活的发展和对心理服务需求的增长，心理干预的思想、策略和对象越来越社会化，逐渐深入文化传播、公共卫生、保健、疾病控制等领域，甚至成为制定公共卫生政策的重要内容。因此，目前心理干预的形式已经从早期单纯的个体治疗的领域，进一步扩展到针对团体或特殊群体的多层次干预。

二、心理干预的内容与方式

从整体上看，要想有效地预防和解决心理疾患，至少应对各类人群实行3个层次的干预措施：健康促进、预防性干预和心理治疗。

1. 健康促进　是指在普通人群中建立适应良好的思想、行为和生活方式，也称为一级干预。

2. 预防性干预 对于高危人群的干预被称为预防性干预或二级干预。是指有针对性地采取降低危险因素和增强保护因素的措施。预防性干预可以起到拮抗危险因素的作用，并促进保护性因素的形成，从而阻断心理障碍形成和爆发的过程。在防止心理障碍出现的各种措施中，预防性干预是最有效的手段。

3. 心理治疗 三级干预是对全部或部分已经产生心理问题的人进行心理治疗。是心理干预的重要手段之一，将在第二节详细阐述。

三、心理咨询与心理治疗的关系

心理咨询也是心理干预的重要组成部分，是实行健康促进、心理教育和心理指导的常用手段。

两者的主要区别如下：①服务对象不同：心理咨询主要面向有现实问题或心理困扰的正常人；心理治疗主要面对心理异常人群。②工作内容不同：心理咨询主要解决一般的人际交往问题、工作问题、学习问题、婚姻问题和家庭问题等；心理治疗主要诊治某些患者的异常心理，如神经症、性心理障碍、人格障碍、行为障碍以及心身疾病等。③从业人员不同：心理咨询可由心理医师和严格训练的咨询员、社会工作者承担；心理治疗常由有专业背景的医生担任。④工作方式不同：心理咨询强调咨询人员和患者建立一种特殊的关系——情感协调的治疗关系，以解除患者的顾虑和负担，并通过接受、强调、表达、广泛选择等方式方法给患者以帮助；心理治疗因其服务对象和学术理论、施行要点不同，有很多治疗模式，如分析性心理治疗、认知性心理治疗、支持性心理治疗、行为性心理治疗、人际性心理治疗等。⑤所需时间（疗程）不同：心理治疗较心理咨询费力、费时。

但心理咨询和心理治疗两者之间没有本质的区别，其相同之处主要包括：①两者采用的理论方法一致；②两者都注重建立良好的人际关系；③实际工作中两者经常相互融合，如心理咨询师和心理治疗师在实际工作中都会面对因为家庭问题来寻求帮助的患者。

🔧 **素质提升**

心理健康助力全民健康

心理健康是健康的重要组成部分，近年来，我国高度重视心理健康问题，明确提出加强心理健康服务。目前，社会上对心理健康的重要性依然认识不足，心理健康科普工作亟待加强。社会公众大多缺乏心理健康知识，对心理健康服务的有效性、专业性认识不够，忽视心理因素对健康的影响、歧视心理行为问题人群和精神障碍患者的情况仍较为普遍。同时，心理健康服务体系还不完善，专业人员严重不足。

医务工作者在临床上常遇到由于心理问题导致躯体疾病或由于躯体疾病导致心理问题的患者，掌握心理治疗的技术和方法，有助于帮助患者减轻症状、促进心理健康、改善生活质量。

第二节 心理治疗

一、心理治疗概述

（一）心理治疗的概念

心理治疗是双方互动的一个正式的过程，每一方通常由一个人构成，但有可能由两个或更多的人组成。其目的是经由精通人格源起、发展、维持与改变之理论的治疗师，在专业与法律认可下，使用逻辑上与该理论有关的治疗方法，来改善另一方在下列任一或所有领域的无能或因功能不良带来的苦恼：认知功能（思维异常）、情感功能（痛苦或情绪不舒适）或行为功能（行为的不恰当）。

（二）心理治疗的要素

1. 患者　患者的人格特质、对人际影响的敏感性、改变动机等会影响心理治疗的效果。一般而言，患者改变的动机越强，治疗的效果越好。有一定的应对能力和成功的应对经验的患者预后较好。一般智力也是一个重要因素，尤其是其中的言语理解和言语表达能力，以及自我理解和内心能力。

2. 治疗师

（1）治疗师的专业训练和经验　精神科医生，主要在医学院接受训练；临床心理学家，主要在心理学系或临床心理学系接受训练。

（2）治疗师的个人特征

1）成熟　主要指人格发展上的成熟，其中人格的协调性（整合程度）和稳定性是两个重要指标。人格的协调性和稳定性高的人在个性倾向性方面没有基本的长期存在的冲突。这样的特点有助于治疗师对患者保持一种开放、接纳的态度，并在治疗中保持客观性，避免个人的投射作用。

2）技能因素　要求治疗师不仅有处理治疗中诸如诊断、程序操作等具体事项的能力，更重要的是创造性地解决问题的能力。能否以适合特定患者的方式进行交流是衡量治疗师技能的一个重要指标。

3）敏感性　主要关系到治疗师对患者的知觉和理解，尤其是对患者情感和内在冲突的知觉。治疗师的敏感性是决定共情理解的基本条件之一，而后者是影响治疗改变的最重要的一个变量。

二、心理治疗的性质

（一）自主性

心理治疗的关键是帮助患者自己改变自己。心理治疗中的医患关系是合作关系，患者承担主动的工作。通过治疗，患者变得越来越有自主性和自我导向能力，对自己的情感和行为更负责任。

（二）学习性

心理治疗的过程是一个学习的过程。心理治疗的一个基本假设就是，个体的情感、认知和行为都是个体过去生活经历的产物，他们是学习而得来的。个体通过与治疗师的密切配合，通过学习获得新的、有益的情感、认知以及行为方式。

（三）实效性

心理治疗是一项有实效的工作，是有效的、有益的，而且是人道的。

三、心理治疗的分类

（一）从理解上分类

1. 广义的心理治疗　指医疗的全过程对患者的积极影响。

2. 狭义的心理治疗　指有意识地采用心理学的某些理论和方法，有针对性地进行心理治疗。

（二）从对象形式上分类

1. 个别心理治疗　指对患者进行单独治疗的过程。

2. 集体心理治疗　指运用各种技术并利用集体成员间的相互影响，达到消除患者的症状，并改善其人格与行为的治疗。

（三）根据患者意识范围的大小

1. 觉醒状态的心理治疗 进行心理治疗时患者的意识处于清醒状态，治疗师的言语或非言语的信息都能完全清醒地被意识到的治疗。

2. 半觉醒状态下的心理治疗 患者处于舒适的位置，温暖、安静的环境中，注意力集中倾听治疗师的指导或回忆过去的经历。这时的患者意识范围相对狭窄，治疗师的建议或暗示具有较强的治疗作用。

3. 催眠治疗 治疗师运用特定的技术，患者处于意识极度狭窄的状态下（如催眠、某些药物的作用等）的治疗。

四、心理治疗的适用范围

（一）综合性医院有关的患者

急性、慢性疾病和心身疾病的患者，往往存在不同程度的焦虑、抑郁等情绪障碍和心理行为问题，在进行临床治疗的同时，需要进行一定的心理治疗或心理干预，以帮助患者认识疾病的性质，降低心理反应水平，增强疾病治疗的信心和治疗的效果，改变疾病发展的过程，促进康复。

（二）精神科及相关的患者

是心理治疗在临床应用较早、范围较广的领域。包括各类神经症（焦虑症、抑郁症、强迫症、恐惧症、癔症性神经症等）、人格障碍和精神科疾病（精神分裂症早期和恢复期）等。

（三）各类行为问题的患者

各类不良行为患者的矫正，如性行为障碍、人格障碍、烟酒成瘾、儿童行为障碍等，可根据情况选择不同心理治疗的方法进行治疗。

（四）社会适应不良的正常人

正常人在生活中也会遇到难以应对的心理和社会压力，而产生各种情绪问题和适应困难，出现自卑、自责、自伤、攻击、退缩、失眠等心理行为问题及躯体症状，可选用某些心理治疗的方法给予帮助，以改善其状态，预防问题的进一步恶化。

五、心理治疗的基本技术

心理治疗技术是指为了实现心理治疗目标而使用的具体方法和程序。本书将介绍几种基本治疗技术。

（一）倾听

倾听技术是心理治疗的关键技术之一，倾听的技巧在心理治疗的每一个方面都起着至关重要的作用。倾听不是单纯地听，而是在接纳的基础上，积极、认真、关注地听，并在倾听时适度参与。倾听是心理治疗的第一步，是所有咨询反应和策略的先决条件，是建立良好治疗关系的基本要求。

倾听可以分为选择性倾听和非选择性倾听两类。选择性倾听是指治疗师从患者诉说的内容中选择他认为重要的方面；非选择性倾听则意味着治疗师对会谈内容很少发挥影响，而是让患者掌握主动权，给患者充分的时间诉说，治疗师只是以注意作为反应，其目的是鼓励和激发患者自由地表达。

（二）提问

治疗师依据治疗的目标，通过向患者发问的形式，来激发患者对某一问题进行澄清、具体化以及积极思考的一种技术。一般分为封闭式提问和开放式提问两种方式。

1. 封闭式提问 通常使用"是不是""要不要""有没有""对不对"等词汇发问，而回答多用

"是""否"的简单回答。这种询问常用来搜集资料并加以条理化，澄清事实，获取重点，缩小谈论范围。当患者的叙述偏离正题时，用来适当地中止其叙述，并避免会谈过分个人化。在会谈时，这种提问虽然必要，但由于它限制了患者进行内心探索和自由表达，因而不宜多用。

2. 开放式提问　通常使用"什么""如何""为什么""能不能""愿不愿意"等词来发问，让患者就有关问题、思想、情景、情感等给予详细说明。一般来说，治疗开始或转换话题的时候大多采用开放式提问。开放式提问能促使患者主动自由地敞开心扉，自然而然地讲出更多的有关情况、想法、情绪等，而无须搜肠刮肚地回忆、思考，或者仅仅以"是"或"不是"等几个简单的词汇就结束回答。使用开放式提问时要注意：要建立在良好的治疗关系的基础上，否则患者可能会产生被询问、窥视、剖析的感觉，从而产生怀疑和抵触情绪；注意提问时的语气、语调、词汇的选择，既不能过于随便，又不能有咄咄逼人或指责的成分，尤其是涉及患者的隐私时更是如此；提出开放型问题以后，要给患者足够的时间来回答问题；提问是治疗本身的需要，绝不是为了满足治疗师的好奇心或窥探隐私的欲望。

（三）共情

共情是指治疗师能够对患者做到设身处地，感同身受。具体来说，共情要求治疗师首先能够从患者内心的参照体系出发，设身处地地体验患者的精神世界；然后运用治疗技巧把自己对患者内心体验的理解准确地传达给对方；还要引导患者对其感受做进一步思考。共情不等于同情，也不仅仅只是了解对方的情形及感受，更不等于完全认同和赞成患者的行为和看法。高水平的共情是能够与患者最深层的感受息息相通，并帮助患者进行深入的自我探索与分析。

（四）内容反应

内容反应又称为释义、简述语意。是治疗师用自己的话，提纲挈领、简单扼要地将患者所表达的内容回应给患者。治疗师为了确定是否正确理解了患者，是否抓住了患者关切的重点，以及引导谈话至重要方向。内容反应技术用于治疗过程的任何阶段，治疗师所简述的内容，不能超过或减少患者叙述的内容，同时，应尽量使用自己的语言，不要重复患者的话。

（五）情感反应

情感反应是指治疗师把患者所陈述的有关情绪、情感的主要内容经过概括、综合与整理，用自己的话反馈给患者，以达到加强对患者情绪、情感的理解，促进沟通的目的。一般来说，情感反应与内容反应是同时的。情感反应最有效的方式是针对患者目前的而不是过去的情感。

（六）面质

面质是治疗师直接指出患者身上存在的矛盾，促进患者的自我探索，最终实现统一。面质技术的使用一般只有当治疗关系比较稳定的情况下，或者治疗过程中治疗师认为有必要澄清某些问题，或提醒患者治疗过程上的一些阻抗行为和无意识错误，或旨在挑战患者的思维方式、价值系统时才使用。面质具有一定的威胁性，使用不当可能伤害患者的感情或影响治疗关系，甚至导致治疗失败。但过分小心，害怕使用面质，对患者的成长也不利。因此，在实际治疗中需要根据具体情境尤其是治疗关系建立的程度，而选择适当的用词、语气、态度。

（七）解释

解释是治疗师运用心理学的相关知识和理论描述患者的思想、情感和行为的原因、实质等，或对某些抽象复杂的心理现象、过程等进行解释，以帮助患者从一个新的、更全面的角度来重新面对困扰、周围环境和自己，并借助新的观念和思想加深对自身行为、思想和情感的了解，从而产生领悟，提高认识，促进变化。解释的内容包括是否有心理问题及其性质；心理问题的主要原因、演变过程；心理治疗的过程、方法和效果等。

第三节　心理干预的主要方法

一、精神分析疗法

精神分析疗法的基本理论是心理动力学理论。其中包括无意识理论、人格构造理论、性本能理论以及自我防卫机制等。精神分析疗法强调无意识中的早年心理冲突在一定条件下（精神刺激等）可导致精神障碍或转换为心身疾病（溃疡等）。因此，通过耐心的长期的"自由联想"等内省方法，帮助患者将压抑在无意识中的各种心理冲突，尤其是早年的精神创伤和焦虑情绪体验挖掘出来，将其引入意识中，转变为个体可以意识的内容再进行认识，使患者重新认识自己，并改变原有的行为模式，达到治疗的目的。

（一）主要技术方法

1. 共情　对于所有心理治疗方法而言，共情是建立良好治疗关系的基础，患者感到被治疗师理解往往是他们留在治疗室的最基本诉求。

2. 自由联想法　是精神分析法的基本方法。主要功能是降低患者的心理防御机制，逐渐接近无意识。治疗师不对患者进行定向的引导，让患者舒服地躺着或坐着，畅所欲言，毫无保留地说出想要说出的一切。治疗师坐在患者的侧后方，启发和帮助患者无拘无束地谈话，以挖掘出压抑在潜意识中的情绪体验，如童年的创伤、痛苦的经历、自我的欲望等。治疗师经观察、分析、解释和引导患者疏泄其被压抑的情绪体验，使患者重新认识自己。

3. 梦的解析　弗洛伊德于 1900 年出版了《梦的解析》一书。他在给神经症患者治疗时发现梦的内容与被压抑的无意识幻想有着某种联系。他认为睡眠时自我的控制减弱，无意识中的欲望乘机向外表现。但因精神仍处于一定的自我防御状态，所以这些欲望必须通过伪装才可进入意识成为梦象。因此梦是有意义的心理现象，是人愿望的迂回的满足。梦的工作通过凝缩、置换、视象化和再修饰才把原本杂乱无章的东西加工整合为梦境，这就是梦者能回忆起来的显梦。显梦的背后是隐梦，隐梦的思想，梦者是不知道的，要经过治疗师的分析和解释才能了解。对梦的解释和分析就是要把显梦的伪装层层揭开，由显相寻求其隐义。为了得到梦的潜隐内容，治疗师需采用自由联想技术，要求患者对其梦中内容进行自由联想。通过联想，治疗师就可获得梦的真实意义。在分析过程中，由于阻抗的作用，患者可能会歪曲梦的内容。因此，治疗师还需突破患者清醒时的防御，才能达到理解梦的象征性的目的。弗洛伊德认为梦是被压抑在潜意识中的欲望引起的，是通向潜意识的捷径，认为梦的内容与被压抑在潜意识的内容存在某种联系。患者有梦的报告，可以作为自由联想的补充和扩展，治疗师对梦的内容加以分析，进而发现患者潜意识中的动机和愿望。患者需要治疗师的帮助，释梦是一种因势利导的手段，即让被压抑的心理愿望暴露出来，揭示患者症状背后的潜意识动机，使其领悟症状所掩饰的本质。

4. 移情　在治疗过程中，患者把对过去引发自己心理冲突的某些人的感情转移或发泄到治疗师的身上，这一现象称为移情。若患者表现出友爱、依恋、温存、亲切等感情，则为积极的移情，即把治疗师当成喜欢、热爱、思念的对象；若患者出现愤怒、敌视、仇恨等感情，则为消极移情，或称为负移情。移情是治疗过程中必不可少的过程，但移情只是治疗暂时的目的，当患者不再有精神症状时，移情随之消失。面对患者的移情，治疗师必须冷静，做出恰当的反应，采取友善、克制和认真的态度，正确对待患者的情感转移，因势利导地帮助患者去反省自己的行为动因，最终解决无意识冲突。

5. 面质　说出患者不愿接受的事，或者点出患者一味逃避或者避重就轻的表现。

6. 修通　诠释往往被阻抗所干扰，需要治疗师不断重复诠释，这种反复诠释移情及阻抗最后使得患者洞见深植于患者无意识层面的自我知觉过程，称为修通。在治疗中，患者在治疗师反复的诠释下，将自己的外在关系模式和移情模式以及与家人的关系联系起来，使得无意识中发生的连接浮现到意识层面，洞察这种关系，继而能够掌控它，而不为它所困。从客体关系理论角度出发，则是患者自体－客体－情感三者的结合体，不断浮现在移情、移情外的人际关系以及过去关系的记忆中。治疗的良好疗效，是患者通过移情来重新体验这些核心的关系模式，并在当下的治疗关系中获得新的关系体验。

（二）适应证

精神分析疗法主要用于心因性神经症、强迫症、恐惧症等心理障碍和心身疾病的某些症状。但是由于精神分析取向心理治疗对患者的心理领悟能力要求较高，对于较为严重的患者需要结合药物治疗或住院治疗，稳定患者情绪，提高患者的认知功能，才能更好地解决患者的心理疾病。

其次，精神分析取向心理治疗通常针对个别患者工作，而患有心理疾病不仅仅是患者单一的个人因素所致，其问题的根源往往与原生家庭有关，必要时还需结合家庭治疗来调整患者的外部环境，争取家人的支持与理解。

再者，精神分析取向心理治疗属于长程治疗，由于其针对人格结构和深层心理问题做工作，力求达到对人格结构的修补和完善，因此耗费的时间和精力要比其他取向治疗更长更多，其疗效则相对更加稳固。因此，适合具有稳定的经济实力和家庭支持的患者。对于无法坚持长程精神分析的患者，可以考虑采用短程精神分析治疗，设定短期的治疗目标，而不是一味地追求获得洞见与自我的了解，把时间留给治疗后的自我反思和调整上。

此疗法不适用于重症精神病患者，而且治疗时间长、费用较高、理论无法证实、缺乏判断标准、结果难以重复等，受到不少非议。

精神分析理论自创建以来成为心理治疗的主要方法之一，也是其他心理治疗的先驱，在心理治疗发展史上有着重要的贡献和不可磨灭的影响。

二、患者中心疗法

患者中心疗法建立在人本主义的哲学基础上。罗杰斯的基本假设：人们是完全可以信赖的，他们有很大的潜能理解自己并解决自己的问题，而无须治疗师进行直接干预；如果他们处在一种特别的治疗关系中，则能够通过自我引导而成长。从一开始，罗杰斯就把治疗师的态度和个性以及治疗关系的质量作为治疗结果的首要决定因素，他相信患者有自我治愈能力，坚持把治疗师的理论和技能作为次要因素。

（一）主要技术方法

1. 无条件的积极关注　治疗师要达到设身处地的理解，必须在一开始就能让患者感觉到这种关注。治疗师对患者的注意既需要某种态度，也需要某种技巧。有效的治疗师在不牺牲自己的认同感和独特性的前提下，在治疗过程中要抛开自己的问题，全力以赴地关注患者的问题。

治疗师的躯体姿势和面部表情可以告诉患者他是否关注于患者的话题和情感。一定数量的点头、目光接触、微笑，对患者心境的反映以及深层次的关注等都可以表明治疗师的全力以赴。但从另一个方面来看，过多的目光接触、微笑、点头等却往往会产生消极的影响。过分频繁的点头和持续的目光接触，会使患者对治疗关系感到不自在，特别是当患者在开始感到威胁和不信任时。

很多患者在前来治疗时都带有某种脆弱、痛苦、恐惧以及不确定的情感。治疗师表现出全力以赴的态度和技巧将有助于减轻患者的消极情感，有助于释放其防御，坦诚地与患者建立良好的治疗关系。

2. 坦诚　艾根的帮助技巧系统来自罗杰斯的理论。按照艾根的观点，坦诚的交流如下。

（1）不固定的角色　治疗师不固定自己的角色，就意味着他在治疗中的表现如同他在现实生活中的表现一样坦率，即他们是职业治疗师，但并不把自己隐藏在治疗师的角色之内，而是继续保持与目前的情感体验的和谐，并乐于交流自己的情感。

（2）自发性 一个自发的人会很自由地表达和交流，而不是总在掂量该说什么。

（3）无防御反应 坦诚的人也是没有防御反应的。一个没有防御反应的心理治疗师很了解他自己的优势和不足之所在，并且很了解该如何感受它们。因此，他们可以公开面对患者的消极反应并且不会感到受到打击。他们能够理解这种消极反应并进一步探索自己的弱点，而不是对它们做出防御反应。

3. 设身处地的共情 意味着理解患者的情感和认知信息，并且要让患者知道他们的情感和想法是被准确理解的。

（二）适应证

患者中心疗法多用于遭受严重挫折或灾害，产生心理创伤的患者，还可使用于人格不成熟、现实适应能力不高，或者存在退化性障碍的人，通过支持与照顾，提高现实的应对能力，降低心理问题或心理问题恶化的可能。此种疗法还可以看成一种非特异性的心理治疗方法，在多种情况下与其他心理治疗方法结合使用。

三、行为疗法

行为疗法也称为行为矫正疗法，是行为主义学派将来自实验心理学的资料和有关的学习理论在临床上的应用，故又称为学习疗法。其理论基础如下。

1. 巴甫洛夫的经典条件反射理论 它是行为治疗理论的基石，通过一些著名的实验，阐明了条件刺激的建立及其后继反应的规律，具有获得、消退、恢复、泛化的特征。

2. 斯金纳的操作条件反射理论 通过实验发现，适宜的操作导致某种有利的结果，结果反过来强化了操作行为。斯金纳认为，强化有两种形式：积极的和消极的强化。积极的强化有助于形成某种行为，而消极的强化有助于消退某种行为。故此他提出，行为是可以塑造的，并且提出行为矫正技术，强化作用将是决定人和动物所作所为的关键因素。

3. 班杜拉的模仿学习理论 认为人类大多数行为是可以通过观察习得，从而认为模仿学习是行为形成的一个重要途径，人的许多社会行为都是通过模仿所获得的。

这些理论都认为人的异常行为也像正常行为一样，是后天习得的，那么，也应该能通过另一种学习使之消失。其目的是通过新的条件刺激和学习消除已有的病理性条件反射，建立新的健康的行为条件反射。

（一）主要技术方法

1. 系统脱敏法 是由美国心理学家沃尔普创立的，用于治疗焦虑患者。治疗师帮助患者建立与不良行为反应相对抗的松弛条件反射，然后在接触引起这种行为的条件刺激情境中，将习得的放松状态用于抑制焦虑反应，使不良行为逐渐消退（脱敏），最终使不良行为得到矫正。系统脱敏包括放松训练、制订焦虑等级、脱敏治疗3个步骤。

2. 厌恶疗法 根据操作条件反射中的惩罚原理，在某一特殊行为反应之后立即给予一种厌恶刺激，如电击、催吐剂、厌恶想象等不愉快的刺激，使行为和刺激之间建立一种反应关系，使其行为一旦出现就产生厌恶刺激的不良感受，最终会抑制或消除不良行为。这种疗法常用于治疗乙醇依赖症、性欲倒错，以及其他冲动性或强迫性行为等。

3. 冲击疗法 逃避诱发焦虑的情景可能会条件反射性地强化焦虑。冲击疗法是让患者面对能产生强烈焦虑的环境，并保持一定时间，不允许患者逃避，由于焦虑症状有开始、高峰、下降、消退的波动变化过程，最后可消除焦虑并最终预防条件性回避行为的发生。整个治疗过程一般为5次左右，每次1~2个小时。疗效取决于是否每次练习时患者能坚持到心情平静和感到能自我控制为止。采用冲击疗法事先应对患者做必要的解释和疏导工作，介绍治疗的目的，消除患者的顾虑和恐惧。在实施前还要做必要的身体检查，患有严重心血管疾病、心理素质过于脆弱和怀孕的妇女是此疗法的禁忌者。

4. 生物反馈疗法　该疗法使用现代的电子仪器，将人体的生理活动信息予以记录，经过仪器放大，并转化成人体能够感知的信号，这些信号通过人的眼睛、耳朵等感官反馈到个体，个体根据反馈信号的变化调节控制各种内脏活动（如血压、心率、肠蠕动、腺体分泌等）、肌肉群及某些心理活动过程（如紧张、焦虑等）。通过反复的生物反馈练习训练，可将正常属于无意识的生理活动及某些心理活动置于意识的控制下，进而建立起新的行为方式，以达到治病健身的目的。目前在临床上常用的生物反馈治疗仪有肌电生物反馈治疗仪、皮肤电反馈治疗仪、脑电生物反馈治疗仪、皮肤温度反馈仪等。

（二）适应证

神经症如强迫症、恐惧症、焦虑症等；成瘾如药瘾、毒瘾、烟酒依赖等；人格障碍的不良性行为；儿童或成人的各种不良行为；心身疾病；各种性功能障碍和性行为异常。

行为疗法的着眼点是可以观察到的外在行为或可具体描述的心理状态。患者的心理或行为问题能比较客观地观察和了解，就较适合采用行为疗法；如果患者对人生没有兴趣或迷茫等比较抽象的或性质模糊不清的问题，则不适宜用此疗法。

四、认知疗法

认知疗法是 20 世纪 70 年代发展起来的一种心理治疗技术。认知疗法的发起人美国心理学家埃利斯仅用一句话总结疗法的基本原则："你在很大程度上感受的是你的思想，如果你能改变思想，你就可以改变感受。"

认知疗法是根据认知过程影响情绪和行为的理论假设，通过认知和行为技术改变患者不良认知的一种治疗方法的总称。认知疗法高度重视研究患者的不良认知和思维方式，并且把自我挫败行为看成患者不良认知的结果。所谓不良认知是指歪曲的、不合理的、消极的信念或思想。他们往往导致精神障碍和非适应性行为，治疗的目的就是矫正这些不合理的认知，从而使患者的情绪障碍和行为问题得到相应的改变。

（一）主要技术方法

1. 识别负性自动思维　由于引发心理障碍的思维方式是自动出现的，已构成患者思维习惯的一部分，多数患者不能意识到在不良情绪反应以前会存在着这些思想。因此在治疗过程中，治疗师首先要帮助患者学会发现和识别这些自动化的思维过程。治疗师可以采用提问、自我演示或模仿等方法，找出导致不良情绪反应的思想。

2. 识别认知错误　所谓认知性错误即患者在概念和抽象上常犯的错误。这些错误相对于自动化思想更难识别，因此治疗师应听取并记录患者的自动性思维，然后帮助患者归纳出它们的一般规律。

3. 真实性检验　真实性检验就是将患者的自动思维和错误观念作为一种假设，鼓励他在严格设计的行为模式或情境中对假设进行检验，使之认识到原有观念中不符合实际的地方，并自觉纠正，这是认知疗法的核心。

（二）一般治疗过程

1. 建立求助的动机　此过程中，要认识适应不良的认知—情感—行为类型。患者和治疗师对其问题达成认知解释上意见的统一；对不良表现给予解释并且估计矫正所能达到的预期结果。比如，可让患者自我监测思维、情感和行为，治疗师给予指导、说明和认知示范等。

2. 适应不良认知的矫正　此过程中，要使患者发展新的认知和行为来替代适应不良的认知和行为。

比如，治疗师指导患者广泛应用新的认知和行为。

3. 用新的认知对抗原有的认知　培养观念的竞争，用新的认知对抗原有的认知。于此过程中，要让患者练习将新的认知模式用到社会情境之中，取代原有的认知模式。比如，可使患者先用想象方式来练习处理问题或模拟一定的情境或在一定条件下让患者以实际经历进行训练。

4. 改变有关自我的认知　此过程中，作为新认知和训练的结果，要求患者重新评价自我效能以及自我在处理认识和情境中的作用。比如，在练习过程中，让患者自我监察行为和认知。

（三）主要治疗方法

1. 理性情绪疗法　由认知治疗家埃利斯于 20 世纪 50 年代创立。其理论核心是"ABC"理论：A（activating）代表刺激性事件（诱发事件）；B（belief）代表个体对这一事件的解释和评价；C（consequence）代表继事件后出现的情绪反应和行为结果。人们往往错误地把不良情绪的原因归咎于 A，而忽略了起直接作用的 B。当个体按照不合理的、非理性的观念去行动时，就会产生不良情绪，因此只要控制和矫正了非理性观念就会使不良情绪消失。🅔微课

（1）常见的非理性观念和特征　埃利斯对经常造成人们痛苦的非理性观念进行了总结，将人们经常出现的非理性观念分为以下 10 种：①一个人要有价值就必须很有能力，并且在可能的条件下很有成就；②这个人绝对很坏，所以他必须受到严厉的责备和惩罚；③逃避生活中的困难和推卸自己的责任可能要比正视它们更容易；④任何事情的发展必须和自己的期待一样，任何事情都应得到合理解决；⑤人的不幸绝对是外界造成的，人无法控制自己的悲伤、忧愁和不安；⑥一个人过去的历史对现在的行为起决定作用，一件事过去曾影响自己，所以现在也必定会影响自己的行为；⑦自己是无能的，必须找一个比自己强的靠山才能生活，自己是不能把握感情的，必须有人来安慰自己；⑧其他人的不安和动荡也必然引起自己的不安；⑨与自己接触的人都必须喜欢自己，赞成自己；⑩生活中有大量的事对自己不利，必须终日花大量的时间去考虑对策。

以上这些非理性的观念具有以下 3 个特征。

1）要求绝对化　是指人们从自己的意愿出发，对某一事物抱有其必定会发生或不会发生的信念。这种信念通常与"必须""应该"这类词语连在一起。如"我必须成功，不许失败""我必须做事都比别人强"等。但客观事物的发展有其自身的规律，不可能以他的意志为转移，当某件事的发生、发展与绝对化要求冲突时，他就会感到难以容忍和接受，并陷入极度的情绪困惑之中。

2）过分概括化　是一种以偏概全的思维方式。埃利斯认为，过分概括是不合逻辑的、非理性的思维方式，就好像以一本书的封面来判断该书的好坏一样。过分概括化常常认为自己"一无是处""一钱不值""废物""蠢货"等，以自己做的一件或几件事情的结果来评价自己的价值，结果极易导致产生消极、自责、自卑、自弃的心理及焦虑、抑郁的负性情绪；或别人稍有失误就认为其"一无是处"或认为别人"很坏""居心不良"等，这就会导致一味地责备他人以及产生敌意和愤怒情绪。

3）糟糕至极　是指如果一件不好的事发生，将是非常可怕的甚至是灾难性的。这种非理性的思维方式会导致个体陷入极度不良的情绪体验之中，如自责、自罪、消极、抑郁、悲观、绝望、焦虑及耻辱等。当一个人陷入糟糕至极的情绪体验之中，对他来说往往意味着碰到了最坏的事情，是一种灭顶之灾。

（2）理性情绪疗法的治疗步骤

1）诊断阶段　以理解、关注、尊重、同情的态度与患者交谈，努力帮助患者建立自信心，与患者建立良好的工作关系，探索患者所关心的问题，确定其非理性信念，以及不适当的情绪反应和行为方式。

2）领悟阶段　协助患者认识其不适当的情绪反应及行为模式出现的原因，指出这些情绪反应及行

为模式应由患者本人负责,是患者的非理性信念所致。

3)修通阶段 针对患者的非理性信念,使其认识到非理性信念是不现实的、无根据的、不合逻辑的、由非理性信念所产生的情绪反应、行为模式也是不适当的,使其分清理性与非理性信念的界限。

4)再教育阶段 帮助患者摆脱原有的不合理信念及思维方式,同时探索与症状有关的其他不合理信念,与这些信念进行辩论,使其在治疗中学到的合理的思维方式得到强化。摒弃那些非理性信念,以理性信念面对现实生活。通过治疗达到以新的情绪及行为模式面对生活的治疗效果。

在合理情绪疗法的整个治疗过程中,与非理性信念的辩论方法是治疗的主要方法。因辩论一词的英文字头是 D(disputing),治疗效果一词英文字头是 E(effects),加入这两个字母,合理情绪疗法的整个治疗模式就成了"ABCDE"了。

2. 贝克的认知疗法 由美国著名的认知治疗家贝克于 20 世纪 70 年代创立。贝克认为,情绪障碍是由于认知歪曲而导致的,可以通过认知转变技术来改变患者的认知方式,从而取得疗效。

(1)常见认知歪曲的形式

1)非黑即白 看问题走极端,非此即彼。如果言行未达完美,就被视为失败。任何事情都要做到尽善尽美,不能容忍一点缺陷和弱点。很显然这种看待事物的方式是不现实的,过高的期望和不现实的标准,只会使人不断感到沮丧和泄气,削弱自信。

2)选择性概括 根据个别细节而不管其他情况就对整个事件做出结论,把一次偶然的消极事件看成永远失败的象征。

3)任意推断 指缺乏事实根据,草率地下结论。如街上见一位同学匆匆而过,未打招呼,于是心里想:我什么地方得罪他了,他生我的气了? 实际上这位同学心中有事没有注意到他罢了。

4)过度引申 指在一个小事物的基础上做出关于整个人生价值的结论。

5)夸大或缩小 指过分夸大自己的失误、缺陷的严重性,而贬抑自己的成绩或优点。

(2)贝克认知疗法的治疗步骤 在建立良好的医患关系和取得患者信任的基础上进行治疗。

1)明确问题 包括两个问题的明确。首先明确告知患者认知疗法的原理、方法以及采用认知疗法的理由,帮助患者建立自主态度,积极参与治疗过程,以保证与治疗师的全面合作。其次治疗师在此阶段的任务是让患者集中注意那些具有的问题和可以观察的事实,并对其体验和反省。通过患者细致体验和反省,治疗师注意识别表层和深层的错误观念所在。所谓表层错误观念或边缘性错误观念,就是指患者对自己不适应行为的一种直接、具体的解释。深层错误观念是较为固定而不易改变的信念,它们并不对应具体的事件和行为,多形成于早年经验。例如一位下属遇到了上级领导,发现领导的脸色和情绪不好,并对他毫不客气,他可能会立即想:领导对待下属应该平易近人,既然用这种方式和态度对待我,一点不顾及面子和我的感受,大概是对我抱有成见(表层错误观念)。而深层错误观念可能是:我自己注定是不会得到他人的欣赏(深层错误观念)。

2)检验错误观念 识别错误观念后,接着与患者一起设计严格的检验方法。这是认知疗法的核心,非此不足以改变患者的认知。对于表层错误观念多通过具体的情境进行检验,而深层错误观念往往表现为一些抽象的与自我概念有关的命题,比如"我毫无价值"等,它们并不对应具体的事件和行为,也难以通过具体的情境加以检验,这就需要使用一些逻辑水平更高、更抽象的盘问和想象技术进行检验。

3)配合行为矫正技术 认知理论认为,认知过程决定情绪、行为的产生,同时情绪、行为的改变也可以引起认知的改变,认知和情绪、行为的这种相互关系在患者身上常常表现出一种恶性循环,即错误的认知观念导致不适应的情绪和行为,而这些情绪和行为也反过来影响认知过程,给原有的认知观念提供证据,使之更为巩固和隐蔽。因此,在认知治疗中,治疗师常常通过行为矫正技术来改变患者不合理的认知观念,只是这种技术不仅仅针对行为本身,而是时刻把它同患者的认知过程联系起来,并努力在两者之间建立一种良性循环的过程。

4）巩固新观念　就是以布置家庭作业的方式给患者提出某些相应的任务，使建立的新观念不断地得以强化。

到目前为止，认知疗法的发展逐步形成了两大流派，即认知分析治疗和认知行为治疗。前者是借鉴和应用精神分析治疗的方法，后者是在认知治疗过程中强调应用行为治疗中的行为矫正技术。

（四）适应证

认知疗法已经广泛用于治疗多种疾病或精神障碍，如抑郁症、惊恐障碍、恐惧症、广泛焦虑症、成瘾行为、进食障碍等。

五、森田疗法

森田疗法是日本森田正马根据他对神经症的研究，于20世纪20年代初创立的一种心理治疗方法。

这种方法的中心理论是精神交互作用理论，即对某种感觉如果注意集中则感觉会很敏锐，这种敏锐感觉就又把注意更加固化在那些感觉之中，这种感觉和注意相结合而产生交互作用，交互作用的结果就会增大其感觉的精神过程。疑病倾向和疑病素质是构成神经症的基础。因为有疑病倾向的人，求生欲望强烈，常把注意力集中在自身健康方面，容易把正常的生理反应误认为是病态，通过精神交互作用，形成恶性循环，从而导致神经症的心身症状。对发病具有决定作用的是疑病素质，而对症状发展具有决定作用的是精神交互作用。

（一）治疗原则

"顺其自然，为所当为"是森田疗法的精髓所在，而如何正确地理解"顺其自然"这四个字则是治疗是否有效的前提条件。

1. 顺其自然　即按事物本来的规律行事，任其症状存在，而不去抗拒排斥，带着症状积极地生活。

2. 为所当为　森田疗法认为，与人相关的事物可分为两类：可控制的事物和不可控制的事物。可控制的事物是个人通过自己的主观意志可调控和改变的事物；不可控制的事物是个人主观不能决定和改变的事物。为了能让"顺其自然"对患者的问题产生效果，就得结合"为所当为"。也就是说，患者在"顺其自然"的同时，得把自己的注意力放在客观的现实中，该工作就去做工作，该学习就去学习，该聊天就去聊天。做自己应该去做的事情。当然也许刚开始的时候，那些困惑患者的观念、杂念仍旧让其感到痛苦，但只要相信它们是迟早会自然地消失的，并努力地去做好现实生活中该去做的事情。那么，那些杂念、情绪就会在认真做事的过程中不知不觉地消失。

（二）主要治疗方法

森田疗法的治疗分为门诊治疗和住院治疗两种方式。

1. 门诊治疗　每周1次，接受生活指导和日记指导，疗程2~6个月。门诊治疗的基本要点：①仔细体检以排除躯体疾病的可能，并解除患者疑虑；②要求患者接受自身症状，顺其自然，绝不排斥；③要求患者带着症状去从事日常活动，以便把痛苦的注意转向意识，使痛苦体验在意识中消失或减弱；④告诉患者切勿把症状挂在心上；⑤治疗师按时批阅患者的日记，患者要保证下次再写再交。同时要求家属不要对患者谈病，也不要将其当作患者来对待。

2. 住院治疗　被认为是治疗神经症的最佳方式。森田疗法的治疗环境要求单人房间，家庭化布置。住院期间患者会发现许多与他类似症状的患者，认识到不是只有他才有这样的问题。森田住院疗法分为绝对卧床期、轻工作活动期、重工作活动期和生活训练期。通常治疗时间为45~60天，根据情况也可增加到120天。

第一期为绝对卧床期。开始第一周绝对卧床，禁止会客、交谈、看书报和看电视等一切活动，只能独自静卧，因无事可做，患者会感到十分苦恼，使其能体验"生的欲望"。此期的主要目的是从根本上解除患者精神上的烦恼和痛苦。静卧不仅可调整身心疲劳，还可通过对精神状态的观察进行鉴别诊断。让患者任其自然地安静休养，通过情感的变化规律使烦恼和痛苦自然消失。

第二期为轻微工作期。该疗期主要是相对隔离治疗，禁止谈话、交际和游戏等活动。卧床时间每天必须保持7~8小时，但白天要求到户外活动，接触好的空气和阳光，晚上写日记以进一步确定患者精神状态、对治疗的体验。有时也做一些简单劳动，目的是恢复患者精神上的自发性活动。该治疗期为1~2周。

第三期为普通工作期。住院生活逐渐充实，并积极做恢复正常社会生活的准备。但仍需要患者不与别人谈论症状，只要其专注于当前的生活和工作（可做些重体力劳动），组织一些文体活动，与他人交往，通过这样的实践与体会，让患者自然而然地不再与其焦虑症状做强迫性的斗争，以便让症状自然消失。该治疗期为1~2周。

第四期为生活训练期。即患者开始打破人格上的执着，摆脱一切束缚，对外界变化进行顺应、适应方面的训练，为恢复其实际生活做准备。该治疗期为1~2周。

（三）适应证

森田疗法主要适用于强迫思维、疑病性神经症、焦虑神经症和自主神经功能紊乱。癔症则不适用。

六、家庭治疗

家庭治疗是以家庭为对象实施的团体心理治疗模式，其目标是协助家庭消除异常、病态情况，以执行健康的家庭功能。家庭治疗的特点：不着重于家庭成员个人的内在心理构造与状态的分析，而将焦点放在家庭成员的互动与关系上；从家庭系统角度去解释个人的行为与问题；个人的改变有赖于家庭整体的改变。

（一）主要技术方法

1. 循环提问 这是家庭治疗中较常用的一种访谈技术，也被人称为"循环催眠"。就是同一个问题，轮流反复地请每一位参与治疗的家庭成员回答。问题可以是让他们表达对另一位家庭成员行为的观察，也可以是对另两个家庭成员关系的看法，还可以是两个家庭成员各自行为之间的关系。这种提问方式会在家庭内部制造差异，从而引发家庭成员对差异的比较和思考，具有较强的启发性和暗示性。可以运用于治疗初期对于家庭信息的收集阶段，也可以用于后期的反思领悟阶段。例如，"在孩子哭闹时，父亲通常的表现是什么？""父母之间关于孩子康复训练的态度有什么差异？"等。

2. 差异提问 这也是治疗中信息搜集的一种重要提问技术。指的是向各位家庭成员询问，家庭问题出现前后在时间、场合、人员等情境方面的差异。因为通常在家庭出现问题时，人们总是会很自然地将注意力都集中在症状上，关注到问题的消极面，而忽略了积极的方面。但事实上，症状的出现是有其时间、场合、人员等方面的条件的。差异提问就是要帮助来访家庭意识到问题发生所需的条件情境，提醒他们看到问题积极的一面。也就是通常所说的"寻找例外"。然后再比较差异出现的条件，寻找问题出现的环境因素，根据比较结果为症状的消除创设或调整相应的环境。例如，"孩子有没有相对听话一点的时候？""孩子对父亲的反抗情绪更重一些，还是对母亲的反抗情绪更重？"等。

3. 假设提问 治疗师根据对家庭关系及背景的了解从不同角度对家庭的问题提出假设，而这种假设通常是指向过去。通过这种提问，治疗师能够为来访家庭展开另一扇门，提供看待问题、思考问题的多重角度。假设提问的内容大多是围绕家庭问题的明显症状，而家庭成员对此的反馈应该在治疗过程中不断得到验证或修订。运用假设提问一方面可以帮助治疗师理清症状与家庭成员关系之间的联系，另一

E. 两者都注重建立良好的人际关系

3. 心理治疗的适用范围不包括（　　）

  A. 综合性医院有关的患者   B. 精神科及相关的患者

  C. 各类行为问题的患者   D. 社会适应不良的正常人

  E. 婴幼儿

4. 以下关于心理治疗基本技术的描述，错误的是（　　）

  A. 倾听建立良好治疗关系的基本要求

  B. 提问一般分为封闭式提问和开放式提问两种

  C. 共情就是同情

  D. 内容反应是治疗师用自己的话，提纲挈领、简单扼要地将患者所表达的内容回应给患者

  E. 面质是治疗师直接指出患者身上存在的矛盾

5. 以下关于心理干预主要方法的描述，错误的是（　　）

  A. 精神分析疗法强调无意识中的早年心理冲突在一定条件下可导致精神障碍或转换为心身疾病

  B. 患者中心疗法强调人们是完全可以信赖的，他们有很大的潜能理解自己并解决自己的问题，并需要治疗师进行直接干预

  C. 行为疗法认为人的异常行为也像正常行为一样，是后天习得的

  D. 认知疗法认为患者的自我挫败行为是其不良认知的结果

  E. 家庭治疗不着重于家庭成员个人的内在心理构造与状态的分析，而将焦点放在家庭成员的互动与关系上

二、思考题

患者，女，49岁，中学教师。半个多月来持续情绪低落，胸闷，头痛。她对治疗师说："我儿子今年上高二，以前成绩很好，今年下降得很厉害。老师叫我去了学校，我才知道他背着我跟同班一个女生谈恋爱！我回家后狠狠批评了他，可他根本不听！我老公居然还偏向他，说这个年纪交女朋友很正常！他们父子俩居然都不听话，气死我了！高二多关键呀，可他这个样子，肯定考不上大学了！他这辈子算完了！"

  请问：1. 患者有哪些非理性观念？

     2. 如何运用理性情绪疗法为患者进行心理干预？

（潘　博）

书网融合……

本章小结　　　　微课　　　　题库

附　录

附录 1　症状自评量表（SCL–90）

指导语：下列表格中列出了有些人可能会有的问题，请仔细阅读每一条，然后根据最近 1 周来自己的实际感觉，选择最符合您的一种情况，并在相应的症状自评等级栏中画"√"，每一条文字后有 5 个格，分别表示：1 从无；2 很轻；3 中等；4 偏重；5 严重。

序号	项目	1	2	3	4	5
1	头痛	☐	☐	☐	☐	☐
2	神经过敏，心中不踏实	☐	☐	☐	☐	☐
3	头脑中有不必要的想法或字句盘旋	☐	☐	☐	☐	☐
4	头晕或晕倒	☐	☐	☐	☐	☐
5	对异性的兴趣减退	☐	☐	☐	☐	☐
6	对旁人责备求全	☐	☐	☐	☐	☐
7	感到别人能控制自己的思想	☐	☐	☐	☐	☐
8	责怪别人制造麻烦	☐	☐	☐	☐	☐
9	忘性大	☐	☐	☐	☐	☐
10	担心自己的衣饰整齐及仪态的端正	☐	☐	☐	☐	☐
11	容易烦恼和激动	☐	☐	☐	☐	☐
12	胸痛	☐	☐	☐	☐	☐
13	害怕空旷的场所或街道	☐	☐	☐	☐	☐
14	感到自己的精力下降，活动减慢	☐	☐	☐	☐	☐
15	想结束自己的生命	☐	☐	☐	☐	☐
16	听到旁人听不到的声音	☐	☐	☐	☐	☐
17	发抖	☐	☐	☐	☐	☐
18	感到大多数人都不可信任	☐	☐	☐	☐	☐
19	胃口不好	☐	☐	☐	☐	☐
20	容易哭泣	☐	☐	☐	☐	☐
21	同异性相处时感到害羞不自在	☐	☐	☐	☐	☐
22	感到受骗、中了圈套或有人想抓住自己	☐	☐	☐	☐	☐
23	无缘无故地突然感到害怕	☐	☐	☐	☐	☐
24	自己不能控制地大发脾气	☐	☐	☐	☐	☐
25	害怕单独出门	☐	☐	☐	☐	☐
26	经常责怪自己	☐	☐	☐	☐	☐
27	腰痛	☐	☐	☐	☐	☐
28	感到难以完成任务	☐	☐	☐	☐	☐

序号	项目	1	2	3	4	5
29	感到孤独	☐	☐	☐	☐	☐
30	感到苦闷	☐	☐	☐	☐	☐
31	过分担忧	☐	☐	☐	☐	☐
32	对事物不感兴趣	☐	☐	☐	☐	☐
33	感到害怕	☐	☐	☐	☐	☐
34	感情容易受到伤害	☐	☐	☐	☐	☐
35	旁人能知道自己的私下想法	☐	☐	☐	☐	☐
36	感到别人不理解、不同情自己	☐	☐	☐	☐	☐
37	感到人们对自己不友好，不喜欢	☐	☐	☐	☐	☐
38	做事必须做得很慢以保证做得正确	☐	☐	☐	☐	☐
39	心跳得很厉害	☐	☐	☐	☐	☐
40	恶心或胃部不舒服	☐	☐	☐	☐	☐
41	感到比不上他人	☐	☐	☐	☐	☐
42	肌肉酸痛	☐	☐	☐	☐	☐
43	感到有人在监视、谈论自己	☐	☐	☐	☐	☐
44	难以入睡	☐	☐	☐	☐	☐
45	做事必须反复检查	☐	☐	☐	☐	☐
46	难以做出决定	☐	☐	☐	☐	☐
47	害怕乘电车、公共汽车、地铁或火车	☐	☐	☐	☐	☐
48	呼吸有困难	☐	☐	☐	☐	☐
49	一阵阵发冷或发热	☐	☐	☐	☐	☐
50	因为感到害怕而避开某些东西、场合或活动	☐	☐	☐	☐	☐
51	脑子变空了	☐	☐	☐	☐	☐
52	身体发麻或刺痛	☐	☐	☐	☐	☐
53	喉咙有梗塞感	☐	☐	☐	☐	☐
54	感到前途没有希望	☐	☐	☐	☐	☐
55	不能集中注意力	☐	☐	☐	☐	☐
56	感到身体的某一部分软弱无力	☐	☐	☐	☐	☐
57	感到紧张或容易紧张	☐	☐	☐	☐	☐
58	感到手或脚发重	☐	☐	☐	☐	☐
59	想到死亡的事	☐	☐	☐	☐	☐
60	吃得太多	☐	☐	☐	☐	☐
61	当别人看着自己或谈论自己时感到不自在	☐	☐	☐	☐	☐
62	有一些不属于自己的想法	☐	☐	☐	☐	☐
63	有想打人或伤害他人的冲动	☐	☐	☐	☐	☐
64	醒得太早	☐	☐	☐	☐	☐
65	必须反复洗手、点数	☐	☐	☐	☐	☐
66	睡得不稳不深	☐	☐	☐	☐	☐
67	有想摔坏或破坏东西的想法	☐	☐	☐	☐	☐
68	有一些别人没有的想法	☐	☐	☐	☐	☐

序号	项目	1	2	3	4	5
69	感到对别人神经过敏	☐	☐	☐	☐	☐
70	在商店或电影院等人多的地方感到不自在	☐	☐	☐	☐	☐
71	感到任何事情都很困难	☐	☐	☐	☐	☐
72	一阵阵恐惧或惊恐	☐	☐	☐	☐	☐
73	感到在公共场合吃东西很不舒服	☐	☐	☐	☐	☐
74	经常与人争论	☐	☐	☐	☐	☐
75	单独一人时神经很紧张	☐	☐	☐	☐	☐
76	觉得别人对自己的成绩没有做出恰当的评价	☐	☐	☐	☐	☐
77	即使和别人在一起也感到孤单	☐	☐	☐	☐	☐
78	感到坐立不安、心神不定	☐	☐	☐	☐	☐
79	感到自己没有什么价值	☐	☐	☐	☐	☐
80	感到熟悉的东西变得陌生或不像是真的	☐	☐	☐	☐	☐
81	大叫或摔东西	☐	☐	☐	☐	☐
82	害怕会在公共场合晕倒	☐	☐	☐	☐	☐
83	感到别人想占自己的便宜	☐	☐	☐	☐	☐
84	为一些有关性的想法而很苦恼	☐	☐	☐	☐	☐
85	认为应该因为自己的过错而受到惩罚	☐	☐	☐	☐	☐
86	感到要很快把事情做完	☐	☐	☐	☐	☐
87	感到自己的身体有严重问题	☐	☐	☐	☐	☐
88	从未感到和其他人很亲近	☐	☐	☐	☐	☑
89	感到自己有罪	☐	☐	☐	☐	☐
90	感到自己的脑子有毛病	☐	☐	☐	☐	☐

附录 2　抑郁自评量表（SDS）

指导语：下面有 20 条文字，请仔细阅读每一条，把意思弄明白，然后根据您最近 1 周的实际情况在适当的方格里画一个"√"，每一条文字后有 4 个格，分别表示：1 没有或很少时间；2 小部分时间；3 相当多时间；4 绝大部分或全部时间。

序号	项目	1	2	3	4
1	我觉得闷闷不乐，情绪低沉	☐	☐	☐	☐
2	我觉得一天之中，早晨最好 *	☐	☐	☐	☐
3	我一阵阵哭出来或觉得想哭	☐	☐	☐	☐
4	我晚上睡眠不好	☐	☐	☐	☐
5	我吃得跟平常一样多 *	☐	☐	☐	☐
6	我与异性密切接触时和以往一样感到愉快 *	☐	☐	☐	☐
7	我发觉我的体重在下降	☐	☐	☐	☐
8	我有便秘的苦恼	☐	☐	☐	☐
9	我心跳得比平时快	☐	☐	☐	☐
10	我无缘无故地感到疲乏	☐	☐	☐	☐

序号	项目	1	2	3	4
11	我的头脑跟平常一样清楚 *	☐	☐	☐	☐
12	我觉得经常做的事情并没有困难 *	☐	☐	☐	☐
13	我觉得不安但平静不下来	☐	☐	☐	☐
14	我对将来抱有希望 *	☐	☐	☐	☐
15	我比平常容易生气	☐	☐	☐	☐
16	我觉得做出决定是容易的 *	☐	☐	☐	☐
17	我觉得自己是个有用的人，有人需要我 *	☐	☐	☐	☐
18	我的生活过得很有意思 *	☐	☐	☐	☐
19	我认为如果我死了别人会生活得好些	☐	☐	☐	☐
20	平常感兴趣的事我仍然感兴趣 *	☐	☐	☐	☐

标注"＊"的为反向评分题。

附录3　焦虑自评量表（SAS）

指导语：下面有20条文字，请仔细阅读每一条，把意思弄明白，然后根据您最近1周的实际情况在适当的方格里画一个"√"，每一条文字后有4个格，分别表示：1 没有或很少时间；2 小部分时间；3 相当多时间；4 绝大部分或全部时间。

序号	项目	1	2	3	4
1	我觉得比平常容易紧张或着急	☐	☐	☐	☐
2	我无缘无故地感到害怕	☐	☐	☐	☐
3	我容易心里烦乱或觉得恐慌	☐	☐	☐	☐
4	我觉得我可能将要发疯	☐	☐	☐	☐
5	我觉得一切都很好，也不会发生什么不幸 *	☐	☐	☐	☐
6	我手脚发抖打颤	☐	☐	☐	☐
7	我因为头痛和项背痛而苦恼	☐	☐	☐	☐
8	我感觉容易衰弱和疲乏	☐	☐	☐	☐
9	我觉得心平气和，并且容易安静坐着 *	☐	☐	☐	☐
10	我觉得心跳得很快	☐	☐	☐	☐
11	我因为一阵阵头晕而苦恼	☐	☐	☐	☐
12	我有晕倒发作，或觉得要晕倒似的	☐	☐	☐	☐
13	我吸气、呼气都感到很容易 *	☐	☐	☐	☐
14	我的手脚麻木和刺痛	☐	☐	☐	☐
15	我因为胃痛和消化不良而苦恼	☐	☐	☐	☐
16	我常常要小便	☐	☐	☐	☐
17	我的手脚常常是干燥、温暖的 *	☐	☐	☐	☐
18	我脸红发热	☐	☐	☐	☐
19	我容易入睡，并且一夜睡得很好 *	☐	☐	☐	☐
20	我做噩梦	☐	☐	☐	☐

标注"＊"的为反向评分题。

附录4　A型行为类型评定量表

指导语：请回答下列问题。凡是符合您情况的就在括号内画个"√"；凡是不符合您情况的就在括号内画个"×"。每个问题必须回答，答案无所谓对与不对、好与不好。请尽快回答，不要在每道题目上有太多思索。回答时不要考虑"应该怎样"，只回答您平时"是怎样的"就行了。

序号	项目	选项
1	我总是力图说服别人同意我的观点	（　）
2	即使没有什么要紧的事，我走路也快	（　）
3	我经常感到应该做的事太多，有压力	（　）
4	我自己决定的事，别人很难让我改变主意	（　）
5	有些人和事常常使我十分恼火	（　）
6	在急需买东西但又要排长队时，我宁愿不买	（　）
7	有些工作我根本安排不过来，只能临时挤时间去做	（　）
8	上班或赴约会时，我从来不迟到	（　）
9	当我正在做事，谁要是打扰我，不管有意无意，我总是感到恼火	（　）
10	我总看不惯那些慢条斯理、不紧不慢的人	（　）
11	我常常忙得透不过气来，因为该做的事情太多了	（　）
12	即使跟别人合作，我也总想单独完成一些更重要的部分	（　）
13	有时我真想骂人	（　）
14	我做事总是喜欢慢慢来，而且思前想后，拿不定主意	（　）
15	排队买东西，要是有人加塞，我就忍不住要指责他或出来干涉	（　）
16	我觉得自己是一个无忧无虑、悠闲自在的人	（　）
17	有时连我自己都觉得，我所操心的事远远超过我应该操心的范围	（　）
18	无论做什么事，即使比别人差，我也无所谓	（　）
19	做什么事我也不着急，着急也没有用，不着急也误不了事	（　）
20	我从来没想过要按自己的想法办事	（　）
21	每天的事情都使我精神十分紧张	（　）
22	就是逛公园、赏花、观鱼等，我总是先看完，等着同来的人	（　）
23	我常常不能宽容别人的缺点和毛病	（　）
24	在我认识的人里，个个我都喜欢	（　）
25	听到别人发表不正确的见解，我总想立即就去纠正他	（　）
26	无论做什么事，我都比别人快一些	（　）
27	当别人对我无礼时，我对他也不客气	（　）
28	我总觉得我有能力把一切事情办好	（　）
29	聊天时，我也总是急于说出自己的想法，甚至打断别人的话	（　）
30	人们认为我是个安静、沉着、有耐性的人	（　）
31	我觉得在我认识的人之中值得我信任和佩服的人实在不多	（　）
32	对未来我有许多想法和打算，并总想都能尽快实现	（　）
33	有时我也会说人家的闲话	（　）
34	尽管时间很宽裕，我吃饭也快	（　）

序号	项目	选项
35	听人讲话或报告如果讲得不好，我就非常着急，总想还不如我来讲哩	（　）
36	即使有人欺侮了我，我也不在乎	（　）
37	我有时会把今天该做的事拖到明天去做	（　）
38	人们认为我是一个干脆、利落、高效率的人	（　）
39	有人对我或我的工作吹毛求疵时，很容易挫伤我的积极性	（　）
40	我常常感到时间已经晚了，可一看表还早呢	（　）
41	我觉得我是一个非常敏感的人	（　）
42	我做事总是匆匆忙忙的，力图用最少的时间办尽量多的事情	（　）
43	如果犯有错误，不管大小，我全都主动承认	（　）
44	坐公共汽车时，我常常感到车开得太慢	（　）
45	无论做什么事，即使看着别人做不好我也不想拿来替他做	（　）
46	我常常为工作没做完，一天又过去了而到忧虑	（　）
47	很多事情如果由我来负责，情况要比现在好得多	（　）
48	有时我会想到一些说不出口的坏念头	（　）
49	即使领导我的人能力差、水平低、不怎么样，我也能服从和合作	（　）
50	必须等待什么的时候，我总是心急如焚，缺乏耐心	（　）
51	我常常感到自己能力不够，所以在做事遇到不顺利时就想放弃不干了	（　）
52	我每天都看电视，也看电影，不然心里就不舒服	（　）
53	别人托我办的事，只要答应了，我从不拖延	（　）
54	人们都说我很有耐性，干什么事都不着急	（　）
55	外出乘车跟人约定时间办事时我很少迟到，如果对方耽误我就恼火	（　）
56	偶尔我也会说一两句假话	（　）
57	许多事本来可以大家分担，可我喜欢一个人去干	（　）
58	我觉得别人对我的话理解太慢，甚至理解不了我的意思	（　）
59	我是一个性子暴躁的人	（　）
60	我常常容易看到别人的短处，而忽视别人的长处	（　）

参考文献

［1］ 杨凤池，崔光成．医学心理学［M］．北京：北京大学出版社，2018.

［2］ 姚树桥，杨艳杰．医学心理学［M］．北京：人民卫生出版社，2018.

［3］ 贺斌．医学心理学［M］．郑州：郑州大学出版社，2018.

［4］ 乔瑜，王云，童放．医学心理学导论［M］．武汉：华中科技大学出版社，2020.

［5］ 彭聃龄．普通心理学［M］．北京：北京师范大学出版社，2018.

［6］ 林崇德．发展心理学［M］．北京：人民教育出版社，2018.

［7］ 崔光成，唐平．医学心理学［M］．北京：人民卫生出版社，2020.

［8］ 孙宏伟，黄雪薇．健康心理学［M］．北京：人民卫生出版社，2020.

［9］ 赵旭东．医学心理学［M］．北京：人民卫生出版社，2020.

［10］ 姚树桥，唐秋萍．临床心理学［M］．北京：中国人民大学出版社，2018.

［11］ 张黎逸．医学心理学［M］．北京：中国医药科技出版社，2021.

［12］ 王建平．变态心理学［M］．北京：中国人民大学出版社，2018.

［13］ 潘芳，吉峰．心身医学［M］．北京：人民卫生出版社，2018.

［14］ 赵旭东．心身医学［M］．北京：人民卫生出版社，2022.

［15］ 姚树桥．心理评估［M］．北京：人民卫生出版社，2018.

［16］ 尹梅，王锦帆．医患沟通［M］．北京：人民卫生出版社，2020.

［17］ 陈世耀，马昕．医患沟通临床实践［M］．上海：复旦大学出版社，2020.

［18］ 胡佩诚，赵旭东．心理治疗［M］．北京：人民卫生出版社，2018.

［19］ 赵旭东．心理治疗［M］．上海：华东师范大学出版社，2020.

［20］ 李占江．临床心理学［M］．北京：人民卫生出版社，2021.

［21］ 孙宏伟，冯正直．医学心理学［M］．北京：科学出版社，2020.